Terapia de Vidas Pasadas

Manual y Certificación para Terapeutas

Isis Estrada

Terapia de Vidas Pasadas

Manual y Certificación para Terapeutas

Dra. Isis Estrada

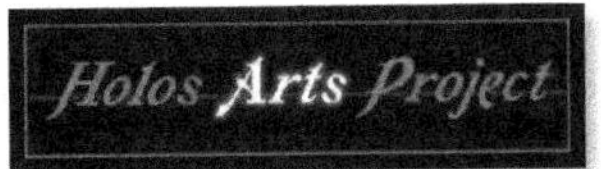

Acerca de la Autora:

La terapeuta Isis Estrada, es maestra en psicología y doctora en metafísica; graduada de University of Minnesota E.U.A. y la Universidad Antonio de Nebrija, de España. Por varias décadas ha sido catedrática en diversas universidades de su país natal, México; es también autora de varios libros relacionados con las terapias alternativas y el misticismo, los cuales han sido publicados al español y al inglés. En la actualidad es directora general del Centro de Terapias Alternativas "Sendero Místico", de la Ciudad de México; y también miembro y proveedor autorizado de cursos por parte de "The International Guild of Complementary Therapists", de Londres Inglaterra (IGCT).

Acerca de la Editorial:

Holos Arts Project es un grupo dedicado a la producción artística, editorial y educativa, que se enfoca a la creación de libros, música, fotografía y cursos sobre temas relacionados con el arte, la psicología, y las terapias holísticas. Está dirigido por los esposos Isis Estrada y Carlos Robles Cruz.

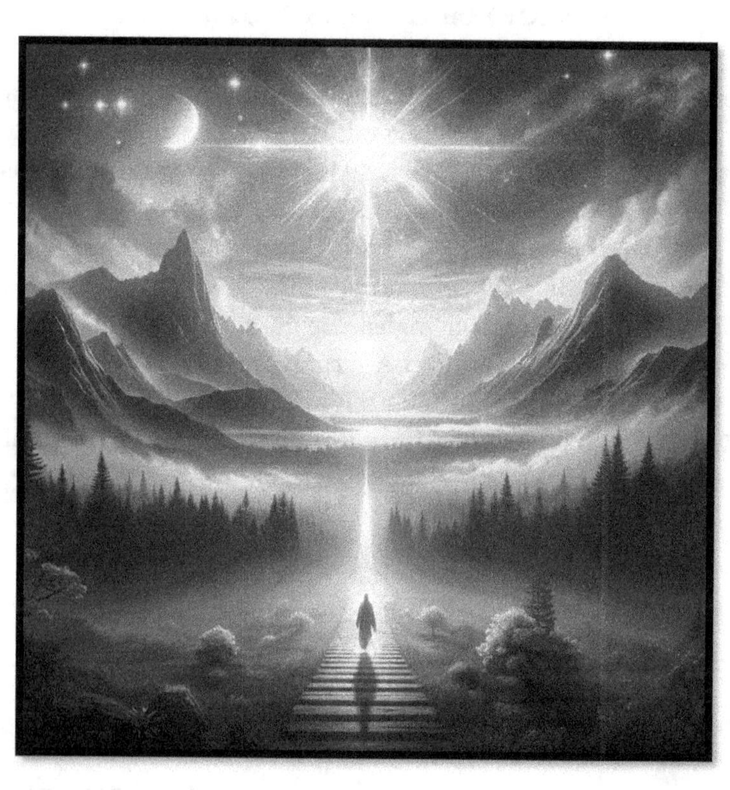

CONTENIDO

*Libro dedicado a Carlos Robles Cruz,
el gran Amore de todas mis vidas.
Gracias por estar.*

Palabras preliminares de la autora

Gracias por elegir este libro como tu guía para la Terapia de Vidas Pasadas (TVP). Has dado el primer paso hacia un viaje de autodescubrimiento, sanación y transformación que puede enriquecer tu vida de muchas maneras.

La terapia de vidas pasadas es una técnica terapéutica que utiliza meditaciones guiadas e hipnosis para acceder y volver a experimentar vidas pasadas directamente. Al hacerlo, se pueden descubrir las causas fundamentales de problemas actuales, liberar bloqueos emocionales y energéticos, así como aprender valiosas lecciones que pueden ayudar al crecimiento espiritual.

La TVP se basa en la premisa de que somos almas que reencarnamos en diferentes cuerpos, épocas y lugares, con el fin de aprender, evolucionar y experimentar la vida en todas sus facetas. Cada vida que vivimos deja una huella en nuestra alma, que se refleja en nuestra mente, nuestro cuerpo y nuestro espíritu. Algunas de esas huellas son positivas, como los talentos, las virtudes, los recuerdos felices, las relaciones armoniosas. Otras son negativas, como los traumas, los miedos, las culpas, los conflictos, las enfermedades. Estas últimas pueden interferir en nuestro bienestar y en nuestro desarrollo, generando problemas en nuestra vida actual, que no siempre podemos resolver con los recursos de nuestra mente consciente.

La terapia de vidas pasadas puede ayudar a curar estos problemas al hacerlos conscientes, comprender su origen y significado y resolverlos en un entorno seguro y de apoyo. Al hacerlo, la persona puede liberarse de los patrones negativos que se repiten en su vida, sanar las heridas que afectan sus relaciones interpersonales y descubrir los dones y talentos que ha desarrollado a lo largo de muchas vidas.

Temas que se abordan en este libro:

- La definición de terapia de vidas pasadas y su enfoque holístico para curar a la persona en su totalidad: cuerpo, mente y espíritu.
- La psicología de vidas pasadas y cómo éstas influyen en la personalidad, comportamiento y emociones.
- Los conceptos de karma y cómo afectan el viaje del alma y la vida actual.
- Las herramientas y técnicas terapéuticas que se utilizan en la terapia de vidas pasadas.
- Los requisitos para ser terapeuta de vidas pasadas y la ética profesional que rige la práctica de la terapia de vidas pasadas.
- La relación terapéutica entre terapeuta y cliente y cómo establecerla, mantenerla y evaluarla en la terapia de vidas pasadas.
- La entrevista inicial con el cliente y qué objetivos, preguntas, técnicas e información se deben abordar en la primera sesión.
- La preparación del cliente para la regresión y qué instrucciones, sugerencias, precauciones y consentimientos se deben dar antes de comenzar la regresión a vidas pasadas.
- La inducción hipnótica para la regresión y qué métodos, estrategias y señales se pueden utilizar para inducir al cliente a un estado de trance adecuado para la regresión a vidas pasadas.
- La exploración de vidas pasadas y qué criterios, pautas y recursos se pueden utilizar para guiar al cliente a través de las escenas de sus vidas pasadas.

- La identificación y gestión de resistencias, emociones, disociación, empatía, transferencia, contratransferencia, proyección y resonancia que pueden surgir durante la regresión a vidas pasadas y cómo afrontarlas de forma eficaz.
- La integración de la terapia de vidas pasadas y cómo ayudar al cliente a procesar, comprender y aplicar los conocimientos y aprendizajes de sus vidas pasadas a su vida presente.

El presente libro es un curso en toda la extensión de la palabra, que sigue los estándares mundiales del tema. La certificación que acompaña al libro está avalada por The International Guild of Complementary Therapists (IGCT), de Inglaterra, una organización de la cual soy miembro. Todo aquel que haya completado el curso, puede solicitar su diploma de certificación, personalizado con nombre y fecha, el cual es expedido por el Centro de Terapias Alternativas Sendero Místico, de la Ciudad de México, del cual soy directora general. En la última parte del libro, doy explicaciones más amplias sobre cómo solicitar el diploma de certificación.

El presente libro está diseñado para ser informativo y práctico, brindándote el conocimiento teórico y las habilidades prácticas que necesitas para ejercer la terapia de vidas pasadas. Ya seas un terapeuta, un cliente o simplemente un buscador curioso, este manual te resultará un recurso valioso y una fuente de inspiración.

La TVP tiene un enfoque holístico, es decir, que considera al ser humano como un todo integrado por diferentes dimensiones: física, mental, emocional, espiritual y energética. Cada una de estas dimensiones se interrelaciona e influye en las demás, por lo que es necesario abordarlas de forma conjunta y equilibrada. La TVP nos ayuda a establecer esa conexión entre las diferentes partes de nuestro ser, y a armonizarlas con nuestro propósito superior, con nuestra misión de vida, con nuestro plan de alma.

La TVP también tiene una perspectiva espiritual, es decir, que reconoce que somos más que nuestro cuerpo y nuestra personalidad, que somos seres espirituales que tenemos una esencia divina, que formamos parte de una realidad mayor, que trasciende los límites del tiempo y el espacio, y que estamos conectados con otras almas, con otros planos de existencia, con la fuente de toda la creación. La TVP nos permite acceder a esa realidad espiritual, y a explorar sus misterios, sus leyes, sus posibilidades. La TVP nos permite recordar quiénes somos realmente, de dónde venimos, a dónde vamos, y qué sentido tiene todo lo que vivimos.

En este libro, voy a compartir los conocimientos, las herramientas y las técnicas que he aprendido y aplicado a lo largo de mi trayectoria como terapeuta de vidas pasadas, y que te pueden servir para iniciarte o profundizar en esta fascinante disciplina. También te voy a contar algunas opiniones y anécdotas personales, que te pueden ayudar a comprender mejor los conceptos y los procesos que se dan en la TVP, y a ver cómo se reflejan en la práctica clínica.

Mi intención es que este libro sea una guía, un recurso, un estímulo, para que te atrevas a explorar tus vidas pasadas, así como la de tus clientes, y descubras todo lo que la TVP puede aportar en beneficio de tu vida presente, y la de tus semejantes.

Sinceramente,

Dra. Isis Estrada.
Enero del 2024.

Capítulo 1.

Introducción a la Terapia de Vidas Pasadas

La Terapia de Vidas Pasadas (TVP) es una modalidad terapéutica que utiliza la técnica de la regresión para acceder a las memorias de vidas anteriores que pueden estar influyendo en la vida actual de una persona. El objetivo de la TVP es ayudar a la persona a sanar, comprender y transformar patrones, traumas, bloqueos o conflictos que se originaron en otras existencias y que siguen afectando su bienestar físico, mental, emocional y espiritual.

LA NATURALEZA DEL TIEMPO Y DE LA CONSCIENCIA.

Para comprender mejor la TVP, es necesario tener una visión de la naturaleza del tiempo, la consciencia y la experiencia humana desde una perspectiva espiritual. Estos conceptos son distintos a los que nos ofrece la ciencia convencional, que se basa en el paradigma materialista y mecanicista que domina nuestra cultura occidental.

La ciencia convencional nos dice que el tiempo es lineal y que transcurre de forma irreversible, que la consciencia es un producto del cerebro y que la experiencia humana se limita a lo que percibimos con nuestros sentidos físicos. Sin embargo, estas ideas son insuficientes para explicar los fenómenos que ocurren en la TVP, como la reencarnación, la regresión, la sincronicidad o la intuición.

La TVP se apoya en una visión más amplia y profunda de la realidad, que se sustenta en el paradigma holístico y cuántico que emerge en la ciencia actual. Este paradigma nos propone que el tiempo es relativo y que puede ser circular, que la consciencia es la base de todo lo que existe y que la experiencia humana es multidimensional y trasciende los límites del espacio y el tiempo. Estas ideas son incluso afines a las que nos ofrecen las tradiciones espirituales de Oriente, que desde hace milenios han entendido la naturaleza del alma, el karma, la reencarnación y la evolución espiritual.

Desde esta perspectiva espiritual, podemos entender que el tiempo no es una secuencia fija y ordenada de eventos, sino una dimensión flexible y dinámica que depende del observador y de su estado de consciencia. El pasado, el presente y el futuro no son compartimentos estancados, sino que coexisten simultáneamente en el eterno ahora. Esto significa que potencialmente podemos acceder a cualquier momento de nuestra historia personal o colectiva, y que podemos modificar el pasado o el futuro desde el presente. La TVP utiliza la regresión como una herramienta para viajar en el tiempo y explorar las vidas pasadas que están conectadas con nuestra vida actual, así como para sanar y transformar las memorias que nos impiden avanzar.

También podemos comprender que la consciencia no es una función del cerebro, sino la esencia de lo que somos. La consciencia es la fuente de toda la realidad, y la realidad es una manifestación de la consciencia. La consciencia es inmaterial, indivisible, ilimitada e inmortal. La consciencia es el alma, el ser. La consciencia es la que crea, experimenta y aprende a través de las diferentes formas de vida que adopta. La consciencia es la que se reencarna, regresa y evoluciona. La TVP reconoce la naturaleza divina de la consciencia y la respeta como el guía supremo de cada persona. La TVP facilita el contacto con la consciencia superior, el yo superior, el maestro interior, que nos orienta y nos ayuda en nuestro proceso de crecimiento espiritual.

Finalmente, podemos entender que la experiencia humana no se reduce a lo que vemos, oímos, tocamos, gustamos y olemos, sino que abarca otras dimensiones que escapan a nuestra percepción ordinaria.

La experiencia humana es un viaje de exploración y descubrimiento de la realidad, que tiene múltiples niveles, planos y dimensiones.

La experiencia humana es un proceso de expansión y elevación de la consciencia, que implica el desarrollo de capacidades, habilidades y facultades que van más allá de lo racional, lo lógico y lo analítico.

La experiencia humana es una aventura de expresión y realización del potencial creativo, que implica el uso de la imaginación, la intuición y la inspiración. La TVP estimula la apertura y la receptividad a estas dimensiones de la experiencia humana, que nos enriquecen, nos sorprenden y nos maravillan.

¿Qué es una regresión?

La regresión es la técnica principal que se utiliza en la TVP para acceder a las memorias de vidas pasadas. La regresión consiste en inducir un estado de relajación profunda (a través de una meditación guiada o de la hipnosis), en el que la persona puede acceder a niveles muy profundos de su mente, donde se almacenan las memorias de sus experiencias pasadas. La regresión permite que la persona reviva, recuerde y reconsidere esas experiencias, con el fin de liberar las emociones, los pensamientos y las creencias que le causan malestar o limitación en su vida actual.

La regresión implica una conexión entre la mente, el cuerpo y el espíritu, que se establece a través de la respiración, la visualización y la intención.

La respiración es el puente entre la mente y el cuerpo, y permite que la persona se relaje, se concentre y se armonice.

La visualización es el lenguaje de la mente, y permite que la persona acceda a las imágenes, los sonidos, los olores, los sabores y las sensaciones que conforman sus memorias.

La intención es la fuerza del espíritu, y permite que la persona dirija su atención, su voluntad y su propósito hacia el objetivo que desea alcanzar.

La conexión mente-cuerpo-espíritu en el proceso de regresión es fundamental para que la persona pueda obtener los beneficios de la TVP. La conexión mente-cuerpo-espíritu permite que la persona se sintonice con su consciencia superior, que le guía y le asiste en su viaje por sus vidas pasadas. La conexión mente-cuerpo-espíritu permite que la persona se libere de las cargas, los bloqueos y las ataduras que le impiden fluir con la vida. La conexión mente-cuerpo-espíritu permite que la persona se integre, se equilibre y se armonice consigo misma, con los demás y con el universo.

Los beneficios de la Terapia de Vidas Pasadas.

La TVP ayuda:

- A sanar enfermedades, dolencias, síntomas o trastornos que tienen su origen en vidas pasadas, como alergias, fobias, ansiedad, depresión, adicciones, obsesiones, complejos, etc. La TVP permite identificar la causa raíz de estos problemas y liberar la energía estancada que los genera.
- A resolver conflictos, dificultades, bloqueos o limitaciones que se presentan en la vida actual, como problemas de pareja, familiares, laborales, económicos, sociales, etc. La TVP permite comprender el origen kármico de estos desafíos y así transformar las actitudes, los comportamientos y las creencias que los perpetúan.

- A descubrir y desarrollar los talentos, las capacidades, los dones o las virtudes que se han cultivado en vidas pasadas, como habilidades artísticas, intelectuales, creativas, espirituales, etc. La TVP permite reconocer el potencial latente que se tiene y expresarlo en la vida actual.
- A comprender y aceptar el propósito, el sentido, la misión o el plan de vida que se ha elegido antes de encarnar, como el aprendizaje, el servicio, la contribución, la evolución, etc. La TVP permite alinear la voluntad personal con la voluntad divina y vivir de acuerdo con el plan de alma.
- A conectar y comunicarse con los guías, los maestros, los ángeles o los seres de luz que nos acompañan y nos asisten en nuestro camino espiritual, así como con el yo superior, el espíritu santo, el cristo, la diosa, etc. La TVP permite recibir su orientación, su apoyo, su amor y su bendición.

Estos son solo algunos de los beneficios que la TVP puede ofrecer a las personas que la practican. Sin embargo, hay muchos más que se pueden descubrir y experimentar a medida que se avanza en este maravilloso proceso de sanación, comprensión y transformación. La TVP es una terapia que abre las puertas a un mundo de posibilidades, que nos invita a explorar nuestra propia naturaleza y a vivir nuestra verdadera esencia.

En este libro, te ofrecemos una guía práctica y completa para que puedas convertirte en un profesional certificado en la TVP, y así tengas la posibilidad de ayudar a otras personas a beneficiarse de esta terapia. Te enseñaremos los fundamentos teóricos, las técnicas básicas, los ejercicios prácticos y los casos reales que te permitirán aplicar la TVP de forma efectiva, ética y segura. Te acompañaremos en tu propio proceso de crecimiento personal y profesional, y te apoyaremos en tu camino de servicio y de luz.

Esperamos que este libro sea de tu agrado y de tu utilidad, y que te inspire a seguir profundizando en el conocimiento y la experiencia de la TVP. Te invitamos a que te sumerjas en esta aventura de descubrir quién eres, de dónde vienes y hacia dónde vas, y que compartas con otros esta sabiduría que te hará libre, feliz y pleno. Bienvenido al mundo de la Terapia de Vidas Pasadas.

Capítulo 2.

Reencarnación

La reencarnación es el concepto que sostiene que la consciencia o el alma de una persona puede renacer en diferentes cuerpos, épocas y lugares, a lo largo de sucesivas existencias. La reencarnación implica que la vida no se limita a una sola oportunidad, sino que es un proceso continuo de aprendizaje, evolución y perfeccionamiento. La reencarnación también implica que la muerte no es el final, sino una transición, una etapa más en el viaje del alma.

La reencarnación es una idea que ha estado presente en muchas culturas, religiones y filosofías a lo largo de la historia de la humanidad. Sin embargo, no todas las concepciones de la reencarnación son iguales, ni todas las evidencias de la reencarnación son aceptadas por todos. En este capítulo, vamos a explorar algunas de las principales fuentes de información y argumentación sobre la reencarnación, desde diferentes perspectivas filosóficas, religiosas y científicas. También vamos a analizar algunos de los beneficios y desafíos que la reencarnación plantea para la comprensión de la vida, la muerte y el destino humano.

EVIDENCIAS FILOSÓFICAS DE LA REENCARNACIÓN.

La reencarnación ha sido defendida por muchos filósofos de diferentes épocas y lugares, como una forma de explicar la naturaleza y el propósito de la existencia humana. Algunos de los argumentos filosóficos a favor de la reencarnación son:

- El argumento de la justicia: Este argumento sostiene que la reencarnación es necesaria para garantizar la justicia divina, ya que permite que cada persona reciba las consecuencias de sus acciones, buenas o malas, en esta o en otras vidas. La reencarnación también permite que cada persona tenga las oportunidades de reparar sus errores, de saldar sus deudas kármicas y de progresar en su desarrollo moral y espiritual.

- El argumento de la diversidad: Este argumento sostiene que la reencarnación es necesaria para explicar la diversidad de las condiciones, las capacidades, los talentos y los destinos de las personas, que no pueden ser atribuidos al azar, al determinismo o a la voluntad de Dios. La reencarnación permite que cada persona tenga una historia única, una misión específica y un plan de vida personalizado, que se ajusta a sus necesidades, intereses y objetivos.

- El argumento de la preservación: Este argumento sostiene que la reencarnación es necesaria para preservar la memoria, la identidad y la continuidad de la consciencia, que no pueden ser destruidas por la muerte física. La reencarnación permite que cada persona conserve y recupere los recuerdos, los conocimientos, las experiencias y las lecciones de sus vidas pasadas, que enriquecen y orientan su vida presente.

EVIDENCIAS RELIGIOSAS DE LA REENCARNACIÓN.

La reencarnación ha sido parte de la doctrina o de la tradición de muchas religiones, tanto orientales como occidentales, como una forma de comprender la relación entre el ser humano, Dios y el universo. Algunas de las evidencias religiosas de la reencarnación son:

- **Los textos sagrados:** Muchos textos sagrados de diferentes religiones contienen referencias explícitas o implícitas a la reencarnación, como una realidad o una posibilidad para el alma humana. Algunos ejemplos de estos textos son: los Vedas, los Upanishads, el Bhagavad Gita, el Yoga Sutra, el Dhammapada, el Majjhima Nikaya, el Bardo Thodol, el Zohar, el Corán, el Evangelio de Juan, el Evangelio de Tomás, el Apocalipsis, etc.

- **Los testimonios de los maestros**: Muchos maestros espirituales de diferentes religiones han afirmado o sugerido que la reencarnación es una verdad o una enseñanza para sus seguidores, como una forma de iluminar, guiar y motivar a sus discípulos. Algunos ejemplos de estos maestros son: Buda, Krishna, Lao Tse, Confucio, Zoroastro, Jesús, Mahoma, Rumi, Kabir, Nanak, Ramakrishna, Vivekananda, Yogananda, Sai Baba, Dalai Lama, etc.

- **Las prácticas espirituales:** Muchas prácticas espirituales de diferentes religiones tienen como objetivo o como resultado el acceso, la recuperación o la liberación de las memorias de vidas pasadas, como una forma de sanar, comprender o trascender el ciclo de la reencarnación. Algunos ejemplos de estas prácticas son: la meditación, la oración, el ayuno, el ascetismo, el éxtasis, la canalización, etc.

Estas son solo algunas de las evidencias religiosas que respaldan la idea de la reencarnación, pero hay muchas más que se pueden encontrar en las creencias, los ritos, los símbolos y los mitos de las religiones como el hinduismo, el budismo, el taoísmo, el confucianismo, el zoroastrismo, el judaísmo, el cristianismo, el islam, el sijismo, el bahaísmo, el espiritismo, el teosofismo, etc.

EVIDENCIAS CIENTÍFICAS DE LA REENCARNACIÓN.

La reencarnación ha sido objeto de estudio e investigación por parte de algunos científicos, tanto de las ciencias naturales como de las ciencias sociales, como una forma de explorar la naturaleza y el alcance de la consciencia humana. Algunas de las evidencias científicas de la reencarnación son:

- Los casos de recuerdos espontáneos: Estos casos consisten en personas, especialmente niños, que recuerdan detalles de sus vidas pasadas, sin haber sido inducidos o sugestionados por nadie. Estos recuerdos suelen ser verificables, coherentes y específicos, y a menudo se acompañan de marcas de nacimiento, fobias, talentos o afinidades relacionadas con sus vidas pasadas. Estos casos han sido documentados y analizados por investigadores como Ian Stevenson, Jim Tucker, Erlendur Haraldsson, etc.

- Los casos de regresiones inducidas: Estos casos consisten en personas que recuerdan sus vidas pasadas bajo el efecto de algún método de inducción, como la hipnosis, la relajación, la meditación, etc. Estos recuerdos suelen ser más profundos, emotivos y terapéuticos que los espontáneos, y también pueden ser verificables, coherentes y específicos. Estos casos han sido documentados y analizados por investigadores como Brian Weiss, Michael Newton, Dolores Cannon, etc.

- Los estudios de reencarnación: Estos estudios consisten en experimentos, encuestas, estadísticas o modelos que intentan demostrar, medir o explicar la reencarnación desde una perspectiva científica. Estos estudios suelen basarse en la evidencia empírica, la lógica matemática, la física cuántica o la psicología transpersonal. Estos estudios han sido realizados y publicados por investigadores como Charles Tart, Robert Almeder, Ian Lawton, Bruce Greyson, etc.

Los beneficios y desafíos de la reencarnación.

La reencarnación es una idea que tiene implicaciones profundas y trascendentales para la comprensión de la vida, la muerte y el destino humano. La reencarnación ofrece beneficios y desafíos para la persona que la acepta, la explora o la experimenta.
Algunos de estos beneficios y desafíos son:

- El beneficio de la esperanza: La reencarnación brinda una esperanza de que la vida no termina con la muerte, sino que continúa en otras formas y en otros mundos. La reencarnación también brinda una esperanza de que la vida tiene un sentido y un propósito, que se revela a través de las experiencias que el alma elige vivir. La reencarnación permite ver la vida como una oportunidad de crecer, de aprender, de amar y de servir.

- El desafío de la responsabilidad: La reencarnación implica una responsabilidad de que cada persona es la creadora de su propia realidad, y que debe asumir las consecuencias de sus acciones, tanto en esta como en otras vidas. La reencarnación también implica una responsabilidad de que cada persona tiene una misión que cumplir, y que debe hacerlo con ética, con consciencia y con compromiso. La reencarnación exige ver la vida como una elección, una prueba, una deuda y una ofrenda.

- El beneficio de la sabiduría: La reencarnación aporta una sabiduría de que la vida es un proceso de evolución, que implica el desarrollo de las potencialidades del ser humano, tanto a nivel individual como colectivo. La reencarnación también aporta una sabiduría de que la vida es una escuela, que implica el aprendizaje de las lecciones que el alma necesita para su perfeccionamiento. La reencarnación permite ver la vida como una aventura, un descubrimiento, un desafío y una oportunidad.

- **El desafío de la liberación:** La reencarnación supone una liberación al comprender que la vida no está determinada por el destino, sino que depende de la voluntad y de la acción de cada persona. La reencarnación también supone una liberación de que la vida no está condicionada por el sufrimiento, sino que puede ser transformada por la compasión y por la alegría. La reencarnación permite ver la vida como una expresión, una creación, una transformación y una realización.

Si deseas expandir más tu estudio y conocimiento con respecto a este tema, te recomiendo mi libro "Reencarnación: la teoría de la reencarnación estudiada desde diversas religiones y disciplinas". Dicho texto explora el concepto de la reencarnación desde diversas perspectivas religiosas, filosóficas y esotéricas, así como su relevancia en el mundo moderno. A través de varios capítulos, el lector puede conocer los orígenes, las interpretaciones y las implicaciones de la creencia en la reencarnación, para la aplicación en su propio bienestar mental, emocional y espiritual. Lo puedes encontrar en formato impreso o digital, en las principales plataformas de venta de libros en línea. Dicho texto lo escribí como un complemento para la terapia de vidas pasadas, y puede ser consultado tanto por terapeutas como por clientes, o simplemente mentes curiosas que desean explorar a fondo el tema.

Capítulo 3.

Psicología y vidas pasadas

La psicología es la ciencia que estudia los procesos mentales y el comportamiento humano. La psicología tiene diversas ramas, escuelas y enfoques, que abordan diferentes aspectos de la mente y la conducta, desde lo biológico, lo cognitivo, lo social, lo clínico, lo educativo, etc. La psicología también tiene una dimensión transpersonal, que se ocupa de los fenómenos que trascienden los límites del ego, de la personalidad y de la realidad ordinaria, como la consciencia, la espiritualidad, la creatividad, la intuición, etc.

La Terapia de Vidas Pasadas (TVP) es una modalidad terapéutica que se basa en la psicología transpersonal, y que utiliza la técnica de la regresión para acceder a las memorias de vidas anteriores que pueden estar influyendo en la vida actual de una persona.

PERSPECTIVAS TEÓRICAS SOBRE LA PSICOLOGÍA Y LAS VIDAS PASADAS.

La psicología y las vidas pasadas se han relacionado desde diferentes perspectivas teóricas, que intentan explicar el origen, la naturaleza, la función y el significado de las memorias de vidas pasadas, así como su influencia en la vida actual.

Algunas de estas perspectivas son:

- **La perspectiva reencarnacionista:** Esta perspectiva sostiene que las memorias de vidas pasadas son reales, y que corresponden a las experiencias que el alma ha vivido en diferentes cuerpos, épocas y lugares. Esta perspectiva se basa en la creencia de que la consciencia es inmortal, y que se reencarna para aprender, evolucionar y perfeccionarse. Esta perspectiva también se apoya en la ley del karma, que establece que cada acción tiene una reacción, y que cada persona recibe lo que siembra, en esta o en otras vidas.

- **La perspectiva simbólica:** Esta perspectiva sostiene que las memorias de vidas pasadas son simbólicas, y que corresponden a las proyecciones, las fantasías, las metáforas o los arquetipos que la mente crea para expresar sus conflictos, sus necesidades, sus deseos o sus aspiraciones. Esta perspectiva se basa en la teoría de que la mente es creativa, y que utiliza el lenguaje de los símbolos para comunicarse con el inconsciente. Esta perspectiva también se apoya en la idea de que la realidad es subjetiva, y que cada persona construye su propia versión de la verdad.

- **La perspectiva genética:** Esta perspectiva sostiene que las memorias de vidas pasadas son genéticas, y que corresponden a las informaciones, las emociones, los comportamientos o las tendencias que se heredan de los antepasados biológicos. Esta perspectiva se basa en la hipótesis de que el ADN contiene la memoria de la especie, y que se transmite de generación en generación. Esta perspectiva también se apoya en la evidencia de que algunos rasgos físicos, psicológicos o patológicos se repiten en las familias o en los grupos étnicos.

Perspectivas prácticas sobre la psicología y las vidas pasadas.

La psicología y las vidas pasadas se han aplicado desde diferentes perspectivas prácticas, que intentan utilizar las memorias de vidas pasadas como una herramienta para el diagnóstico, la intervención, la prevención y la promoción de la salud mental y emocional. Algunas de estas perspectivas son:

- La perspectiva terapéutica: Esta perspectiva tiene como objetivo ayudar a la persona a sanar las heridas, los traumas, los bloqueos o las fobias que se originaron en vidas pasadas y que afectan su vida actual. Esta perspectiva utiliza la regresión como una técnica para acceder, liberar y transformar las memorias de vidas pasadas, y para integrarlas en la personalidad actual. Esta perspectiva también utiliza la progresión como una técnica para acceder, visualizar y anticipar las posibilidades de vidas futuras, y para motivar a la persona a cambiar y mejorar su vida presente.

- La perspectiva educativa: Esta perspectiva tiene como objetivo ayudar a la persona a comprender las lecciones, los propósitos, los planes o las misiones que se ha propuesto para su vida actual, y que se relacionan con sus vidas pasadas. Esta perspectiva utiliza la regresión como una técnica para acceder, recordar y reconsiderar las experiencias de vidas pasadas, y para extraer de ellas los aprendizajes, los valores, los dones o las virtudes que se han desarrollado. Esta perspectiva también utiliza la progresión como una técnica para acceder, explorar y elegir las opciones de vidas futuras, y para orientar a la persona a cumplir con su plan de alma.

- La perspectiva espiritual: Esta perspectiva tiene como objetivo ayudar a la persona a conectar con su consciencia superior, su yo superior, su maestro interior o su guía espiritual, que le asiste y le orienta en su proceso de evolución espiritual, y que se manifiesta a través de sus vidas pasadas. Esta perspectiva utiliza la regresión como una técnica para acceder, comunicarse y recibir la guía, el apoyo, el amor y la bendición de su consciencia superior, y para alinear su voluntad personal con la voluntad divina. Esta perspectiva también utiliza la progresión como una técnica para acceder, sintonizar y armonizar con la frecuencia, la vibración, la luz y la energía de su consciencia superior, y para elevar su nivel de consciencia.

Perspectivas éticas sobre la psicología y las vidas pasadas.

La psicología y las vidas pasadas se han cuestionado desde diferentes perspectivas éticas, que intentan evaluar los riesgos, los beneficios, los límites y las responsabilidades que implica el uso de las memorias de vidas pasadas como una fuente de información, de intervención o de transformación. Algunas de estas perspectivas son:

- **La perspectiva deontológica:** Esta perspectiva se basa en el principio de que la psicología y las vidas pasadas deben respetar los derechos, las normas, los códigos y las leyes que regulan la actividad profesional, la investigación científica y la relación terapéutica. Esta perspectiva implica que la psicología y las vidas pasadas deben cumplir con los criterios de veracidad, honestidad, rigor, objetividad, transparencia, confidencialidad, consentimiento, respeto, etc.

- **La perspectiva utilitarista:** Esta perspectiva se basa en el principio de que la psicología y las vidas pasadas deben maximizar el bienestar, la felicidad, la satisfacción y la utilidad de las personas que las utilizan, tanto a nivel individual como colectivo. Esta perspectiva implica que la psicología y las vidas pasadas deben evaluar los beneficios y los costes, los pros y los contras, las ventajas y las desventajas, las oportunidades y los riesgos, que se derivan de su uso.

- **La perspectiva humanista:** Esta perspectiva se basa en el principio de que la psicología y las vidas pasadas deben respetar la dignidad, la libertad, la autonomía y la singularidad de cada persona que las utiliza, sin imponer, manipular, coaccionar o juzgar. Esta perspectiva implica que la psicología y las vidas pasadas deben favorecer el desarrollo, la expresión, la realización y la trascendencia del potencial humano, tanto a nivel individual como colectivo.

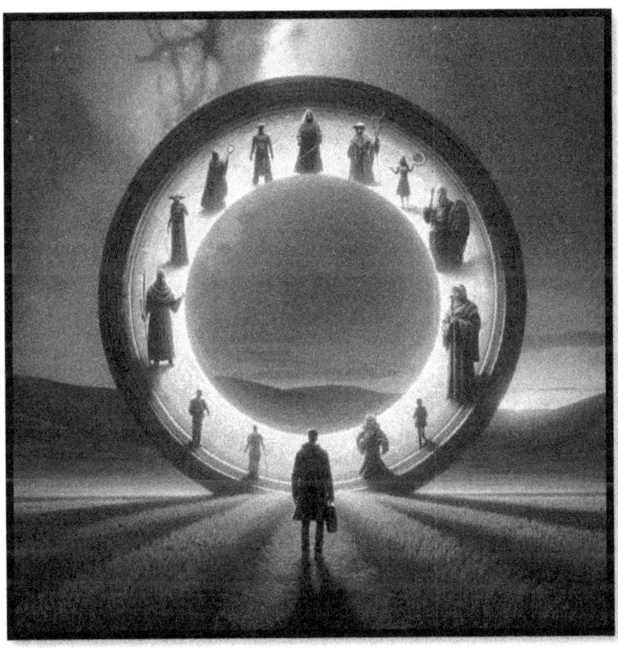

Capítulo 4.

Herramientas y técnicas terapéuticas

Para aplicar la TVP de forma efectiva, ética y segura, es necesario contar con una serie de herramientas y técnicas que faciliten el proceso de regresión, que permitan el acceso, la liberación y la integración de las memorias de vidas pasadas, y que promuevan el desarrollo y la evolución de la consciencia. En este capítulo, vamos a presentar algunas de las principales herramientas y técnicas que se utilizan en la TVP. También vamos a ofrecer algunos ejemplos, consejos y precauciones para su correcto uso.

HERRAMIENTAS Y TÉCNICAS PARA EL TERAPEUTA.

El terapeuta de vidas pasadas debe tener una formación adecuada, una experiencia suficiente y una actitud respetuosa, empática y compasiva hacia el cliente.

Herramientas y técnicas fundamentales para realizar su labor:

- **La entrevista inicial:** Es la herramienta que permite al terapeuta conocer al cliente, sus motivaciones, sus expectativas, sus necesidades, sus problemas, sus recursos, su historia personal, etc. Sirve para establecer una relación de confianza, de colaboración y de consentimiento entre el terapeuta y el cliente, y para definir los objetivos, los límites y las condiciones de la terapia. La entrevista inicial debe ser realizada con profesionalidad, con claridad, con honestidad y con respeto.

- **La inducción:** Es la técnica que permite al terapeuta inducir al cliente a un estado de relajación profunda. La inducción se basa en el uso de la voz, la respiración, la visualización, la sugestión, el conteo, la música, etc. La inducción debe ser realizada con suavidad, con calma, con seguridad y con flexibilidad.

- **La exploración:** Es la técnica que permite al terapeuta guiar al cliente por sus vidas pasadas, siguiendo las pistas, las imágenes, los sonidos, los olores, los sabores y las sensaciones que el cliente percibe. La exploración se basa en el uso de las preguntas, las afirmaciones, las instrucciones, las metáforas, los símbolos, etc. La exploración debe ser realizada con curiosidad, con interés, con apoyo y con respeto al ritmo y a la voluntad del cliente.

- **La intervención:** Es la técnica que permite al terapeuta intervenir en las vidas pasadas del cliente, con el fin de facilitar la liberación, la sanación y la transformación de las memorias que le causan malestar o limitación en su vida actual. La intervención se basa en el uso de técnicas de psicoterapia, como la catarsis, la reestructuración, la reprogramación, la desensibilización, la integración, etc. La intervención debe ser realizada con cuidado, con criterio, con ética y con permiso del cliente.

- **La integración:** Es la técnica que permite al terapeuta integrar las vidas pasadas del cliente en su personalidad actual, con el fin de favorecer el desarrollo, la expresión, la realización y la trascendencia del potencial humano. La integración se basa también en el uso de técnicas de la psicología transpersonal, como la meditación, la oración, la afirmación, la visualización, la creatividad, etc. La integración debe ser realizada con amor, con gratitud, con alegría y con bendición.

HERRAMIENTAS Y TÉCNICAS PARA EL CLIENTE.

El cliente de vidas pasadas es la persona que busca la ayuda del terapeuta de TVP para resolver sus problemas, mejorar su calidad de vida, ampliar su consciencia y evolucionar su espíritu. El cliente de vidas pasadas debe tener una motivación sincera, una expectativa realista, una disposición abierta y una actitud responsable hacia la terapia. El cliente de vidas pasadas debe contar con las siguientes herramientas y técnicas para participar en el proceso de regresión:

- La preparación: Es la herramienta que permite al cliente prepararse para la sesión de regresión, tanto a nivel físico, mental, emocional y espiritual. La preparación consiste en cuidar la alimentación, el descanso, la higiene, la vestimenta, etc. La preparación también consiste en relajar la mente, las emociones, el cuerpo y el espíritu, mediante la respiración, la meditación, la oración, el yoga, etc. La preparación debe ser realizada con antelación, con serenidad, con confianza y con entrega.

- La participación: Es la técnica que permite al cliente participar activamente en la sesión de regresión, tanto a nivel verbal, como no verbal, como sensorial. La participación consiste en responder a las preguntas, las indicaciones, las sugerencias, etc. del terapeuta, con sinceridad, con claridad, con precisión y con detalle. La participación también consiste en expresar las emociones, los pensamientos, las sensaciones, etc. que se experimentan, con naturalidad, con intensidad, con libertad y con respeto.

- La observación: Es la técnica que permite al cliente observar sus vidas pasadas, tanto desde una perspectiva subjetiva, como desde una perspectiva objetiva, y también desde una perspectiva superior. La observación consiste en identificar, describir, analizar y comprender las escenas, los personajes, los acontecimientos que se reviven, con atención, con curiosidad, con interés y con discernimiento. La observación también consiste en conectar, comunicarse, recibir y seguir la guía, el apoyo, el amor y la bendición de la consciencia superior, con receptividad, con humildad, con gratitud y con fe.

- **La transformación:** Es la técnica que permite al cliente transformar sus vidas pasadas, tanto a nivel cognitivo, como a nivel emocional, y conductual. La transformación consiste en liberar, sanar, perdonar y reconciliar las memorias, las emociones, los pensamientos, las creencias, que se originaron en vidas pasadas (y que afectan la vida actual), con valentía, con compasión, con sabiduría y con amor. La transformación también consiste en aprender, integrar, expresar y realizar los talentos, los valores, los dones, las virtudes, etc. que se han cultivado en vidas pasadas (y que enriquecen la vida actual), con alegría, con creatividad, con generosidad y con plenitud.

Métodos de inducción de trance y relajación.

El trance es un estado alterado de consciencia en el que el paciente se vuelve más receptivo a las sugestiones del terapeuta y con mayor capacidad de acceder a su subconsciente, donde se almacenan las memorias de vidas pasadas. El trance se puede inducir de diferentes formas, pero todas ellas tienen en común el uso de la relajación, la focalización y la imaginación.

La relajación. Es el primer paso para inducir al trance, ya que permite al paciente liberar las tensiones físicas y mentales que puedan interferir con el proceso. La relajación se puede lograr mediante técnicas de respiración, masaje, música, aromaterapia, o cualquier otro método. El terapeuta debe guiar al paciente para que se relaje progresivamente desde la cabeza hasta los pies, y le debe recordar que puede interrumpir el proceso en cualquier momento si se siente incómodo.

La focalización. Es el segundo paso para inducir el trance, y consiste en dirigir la atención del paciente hacia un punto, un objeto, una palabra, una imagen, o una sensación. La focalización ayuda al paciente a concentrarse en el presente y a bloquear los estímulos externos que puedan distraerlo. El terapeuta debe elegir un elemento de focalización que sea adecuado para el paciente, y que le ayude a entrar en un estado de calma y confianza.

La imaginación. Es el tercer paso para inducir el trance, y consiste en crear una escena mental que el paciente pueda visualizar con claridad y detalle. La imaginación permite al paciente activar su memoria y su creatividad, y prepararse para el viaje a sus vidas pasadas. El terapeuta debe sugerir al paciente que se imagine un lugar seguro y agradable, donde se sienta cómodo y protegido. El terapeuta debe validar y reforzar las imágenes del paciente, y usarlas como punto de partida para la regresión.

Técnicas de regresión hipnótica.

La regresión hipnótica es la técnica principal de la terapia de vidas pasadas, y consiste en guiar al paciente a través de sus memorias de vidas pasadas, con el fin de explorar, comprender y sanar los traumas, conflictos y patrones que puedan estar afectando su vida actual. La regresión hipnótica se puede realizar de diferentes formas, pero todas ellas tienen en común el uso de la sugestión, la asociación y la narración.

La Sugestión. Es el método más directo para inducir la regresión, y consiste en dar al paciente instrucciones verbales para que retroceda en el tiempo y acceda a sus vidas pasadas. El terapeuta debe usar un lenguaje claro y positivo, y evitar las preguntas cerradas o las afirmaciones que puedan limitar o condicionar la experiencia del paciente. El terapeuta debe adaptar la sugestión al ritmo y al nivel de profundidad del paciente, y verificar que el paciente esté siguiendo las indicaciones.

La asociación. Es el método más indirecto para inducir la regresión, y consiste en usar elementos simbólicos o metafóricos para que el paciente establezca una conexión con sus vidas pasadas. La asociación se puede basar en objetos, colores, sonidos, olores, sensaciones, o emociones que el paciente pueda relacionar con sus vidas pasadas. El terapeuta debe invitar al paciente a elegir un elemento de asociación que le llame la atención, y preguntarle qué le sugiere o qué le hace sentir. El terapeuta debe facilitar la asociación del paciente, y usarla como puente para la regresión.

La narración. Es el método más interactivo para inducir la regresión, y consiste en crear una historia que el paciente pueda seguir e integrar con sus vidas pasadas. El terapeuta debe proponer al paciente una narración que sea coherente y atractiva, y que contenga elementos que puedan resonar con sus vidas pasadas. El terapeuta debe animar al paciente a participar en la narración, y usarla como marco para la regresión.

Manejo de resistencias y bloqueos.

Las resistencias y los bloqueos son obstáculos que pueden surgir durante la terapia de vidas pasadas, y que impiden o dificultan el acceso, la exploración o la integración de las memorias de vidas pasadas. Las resistencias y los bloqueos pueden tener diferentes orígenes, como el miedo, la culpa, la vergüenza, el dolor, el rechazo, la incredulidad, o la falta de confianza. El terapeuta debe estar atento a las señales de resistencia o bloqueo del paciente, y usar técnicas adecuadas para resolverlos.

Algunas de las técnicas que el terapeuta puede usar para manejar las resistencias y los bloqueos son:

- La reafirmación: consiste en recordarle al paciente los beneficios y los objetivos de la terapia, y reforzar su motivación y su compromiso con el proceso.

- **La reorientación:** consiste en cambiar el enfoque o el ángulo de la regresión, y buscar otras vías o perspectivas para acceder a las vidas pasadas.

- **La reestructuración:** consiste en modificar o reinterpretar las creencias o los juicios que el paciente pueda tener sobre sus vidas pasadas, y ayudarlo a adoptar una actitud más abierta y positiva.

- **La relajación:** consiste en reducir el nivel de estrés o de ansiedad que el paciente pueda experimentar durante la regresión, y ayudarlo a recuperar el equilibrio y la calma.

- **La reasociación:** consiste en establecer una conexión emocional o afectiva entre el paciente y sus vidas pasadas, y ayudarlo a sentirse identificado y empático con las personas o situaciones de ellas.

En este capítulo, hemos contemplado algunas de las herramientas y técnicas que los terapeutas de vidas pasadas pueden utilizar para facilitar el proceso de regresión de sus pacientes. Estas herramientas y técnicas no son excluyentes ni definitivas, sino que se pueden combinar y adaptar según las necesidades y las preferencias de cada paciente. Lo más importante es que el terapeuta tenga una actitud profesional, cálida y amigable, y que respete el ritmo y la voluntad del paciente. Así mismo, el terapeuta debe tener una visión holística y espiritual de la terapia de vidas pasadas, y entender que se trata de un proceso de sanación y de crecimiento personal, tanto para el paciente como para el terapeuta.

Capítulo 5.

La hipnosis como herramienta para acceder a las vidas pasadas

La hipnosis es un estado de consciencia alterado, en el que la persona se encuentra más receptiva a las sugestiones y a la exploración de su mente subconsciente. La hipnosis se puede utilizar para diversos fines terapéuticos, como la relajación, la modificación de hábitos, la superación de fobias, el alivio del dolor, etc., pero también se puede emplear para acceder a las memorias de vidas pasadas, que se encuentran almacenadas en el alma o el espíritu de la persona.

En este capítulo, vamos a explicar cómo se puede utilizar la hipnosis como herramienta para acceder a las vidas pasadas, y qué beneficios se pueden obtener de esta práctica. También vamos a presentar algunos ejercicios prácticos que puedes realizar con tus pacientes para facilitar su regresión a vidas pasadas.

¿QUÉ ES LA HIPNOSIS?

La hipnosis es un estado de consciencia alterado, en el que la persona se encuentra más receptiva a las sugestiones y a la exploración de su mente subconsciente. La hipnosis se puede inducir de forma natural o artificial, mediante técnicas verbales, visuales, auditivas, táctiles o combinadas. La hipnosis no es un sueño, ni una pérdida de control, ni una manipulación. La persona hipnotizada mantiene su voluntad, su capacidad crítica y su sentido de la realidad. La hipnosis es una experiencia subjetiva, que varía según la persona, el contexto y el objetivo.

La hipnosis se puede clasificar en dos tipos: la hipnosis clínica y la hipnosis ericksoniana.

La hipnosis clínica es la que se utiliza con fines terapéuticos, y se caracteriza por ser directiva, estructurada y enfocada en el problema.

La hipnosis ericksoniana es la que se basa en el modelo del psiquiatra estadounidense Milton Erickson, y se distingue por ser indirecta, flexible y enfocada en la solución. La hipnosis ericksoniana es la más adecuada para la TVP, ya que respeta la individualidad, la creatividad y la sabiduría interna de la persona.

¿Cómo se puede inducir la regresión a vidas pasadas?

La regresión a vidas pasadas se puede inducir mediante diferentes técnicas de hipnosis, que se pueden adaptar según las características, las preferencias y los objetivos de cada persona. Algunas de estas técnicas son:

- **La técnica de la escalera:** Consiste en imaginar que se baja por una escalera que conduce a un lugar seguro y tranquilo, donde se encuentra una puerta que abre el acceso a las vidas pasadas. Se le pide a la persona que elija una de las vidas pasadas que le llame la atención, y que entre en ella.

- **La técnica del espejo:** Consiste en imaginar que se está frente a un espejo que muestra el reflejo de una de las vidas pasadas. Se le pide a la persona que observe los detalles de su aspecto, su vestimenta, su expresión, etc., y que se identifique con ese reflejo, que es una parte de su alma o de su espíritu.

- **La técnica del túnel:** Consiste en imaginar que se atraviesa un túnel que conecta la vida actual con las vidas pasadas. Se le pide a la persona que se deje llevar por la luz, el sonido, el movimiento o la sensación que le guíe hacia una de las vidas pasadas que sea relevante para su situación actual.

- La técnica del puente: Consiste en imaginar que se cruza un puente que simboliza el paso de la vida actual a las vidas pasadas. Se le pide a la persona que se fije en el tipo, el material, el color, la forma o el estado del puente, y que lo relacione con el tema o el motivo de su regresión. Se le pide que cruce el puente y que llegue al otro lado, donde le espera una de sus vidas pasadas.

Estas son solo algunas de las técnicas que se pueden utilizar para inducir la regresión a vidas pasadas. Hay muchas otras que se pueden explorar y combinar, según la creatividad, la intuición y la experiencia del terapeuta. Lo importante es que la técnica sea adecuada, segura, respetuosa y eficaz para el proceso de la persona.

A continuación, te presento algunos ejercicios prácticos que puedes realizar con tus pacientes para facilitar su regresión a vidas pasadas.

Ejercicio 1: Preparación para la regresión a vidas pasadas.

Este ejercicio tiene como objetivo preparar a la persona para la regresión a vidas pasadas, creando un ambiente propicio, estableciendo una alianza terapéutica, generando confianza, motivación y expectativas positivas, y dando las instrucciones y las pautas necesarias para el proceso.

Los pasos a seguir son los siguientes:

- Crea un ambiente cómodo, tranquilo, íntimo y seguro para la sesión. Asegúrate de que no haya ruidos, interrupciones, distracciones o elementos que puedan perturbar o incomodar a la persona. Puedes utilizar música suave, aromas, colores, luces o elementos que favorezcan la relajación y la concentración de la persona.

- Invita a la persona a sentarse o a acostarse en una posición cómoda, con la espalda recta y los brazos y las piernas relajados. Pídele que se quite los zapatos, las gafas, el reloj, el móvil o cualquier objeto que pueda molestarle o interferir con el proceso. Asegúrate de que la persona tenga a su alcance una manta, un cojín, un vaso de agua o cualquier cosa que pueda necesitar durante la sesión.

- Establece una conexión empática, respetuosa y profesional con la persona. Preséntate, dile tu nombre, tu formación, tu experiencia y tu propósito como terapeuta de vidas pasadas. Pregúntale su nombre, su edad, su ocupación, su estado de ánimo y su motivo de consulta. Escúchale con atención, interés y comprensión. Valida sus sentimientos, sus necesidades, sus deseos y sus expectativas. Hazle saber que estás ahí para ayudarle, acompañarle y guiarle en su proceso de regresión a vidas pasadas.

- Explícale en qué consiste la regresión a vidas pasadas, qué beneficios puede obtener, qué técnicas vas a utilizar, qué papel va a tener él o ella, qué riesgos o dificultades puede encontrar, y cómo vas a resolverlos. Responde a sus dudas, sus preguntas, sus temores o sus inquietudes. Infórmale sobre la duración, la frecuencia, el precio y las condiciones de la sesión. Pídele su consentimiento, su compromiso y su colaboración para el proceso. Firma un contrato terapéutico, si lo consideras necesario.

- Genera un estado de relajación, concentración y receptividad en la persona. Puedes utilizar técnicas de respiración, de visualización, de meditación, de afirmación, de sugestión o de inducción hipnótica, según tu criterio y el de la persona.

Hazle sentir que está entrando en un estado de consciencia alterado, en el que puede acceder a su mente subconsciente y a sus vidas pasadas. Hazle saber que está en un lugar seguro, que tiene el control, que puede salir en cualquier momento, y que tú estás ahí para protegerle y apoyarle.

Ejercicio 2: Regresión a vidas pasadas.

- Elige una técnica de inducción a la regresión a vidas pasadas, según el criterio que hayas establecido previamente con la persona. Puede ser la técnica de la escalera, la técnica del espejo, la técnica del túnel, la técnica del puente, o cualquier otra que consideres apropiada. Aplica la técnica con cuidado, siguiendo las instrucciones y las pautas que te hemos dado en el apartado anterior.

- Una vez que la persona haya entrado en una de sus vidas pasadas, pídele que te describa lo que ve, lo que siente, lo que escucha, lo que huele, lo que sabe, etc. Hazle preguntas abiertas, claras, sencillas y pertinentes, que le ayuden a explorar y a profundizar en su experiencia. Por ejemplo: ¿Dónde estás? ¿Qué estás haciendo? ¿Qué edad tienes? ¿Cómo te llamas? ¿Qué te gusta? ¿Qué te disgusta? ¿Qué te preocupa? ¿Qué te alegra? ¿Qué te sorprende? ¿Qué te asusta? ¿Qué te emociona? ¿Qué te enseña? etc.

- Acompaña a la persona a lo largo de los momentos más significativos, importantes o relevantes de su vida pasada, que tengan alguna conexión, relación o influencia con su vida actual. Pueden ser momentos de felicidad, de tristeza, de amor, de odio, de éxito, de fracaso, de nacimiento, de muerte, etc. Pídele que te cuente qué sucedió, cómo se sintió, qué pensó, qué hizo, qué aprendió, etc. Hazle ver las similitudes, las diferencias, las coincidencias, las sincronicidades, las repeticiones, las proyecciones, etc. que existen entre su vida pasada y su vida actual.

- Ayuda a la persona a sanar, a resolver, a liberar, a perdonar, a reconciliar, o a lo que sea necesario, con respecto a las personas, las situaciones o los aspectos de sí misma que le hayan causado algún trauma, conflicto, bloqueo, culpa, resentimiento, etc. en su vida pasada o en su vida actual. Puedes utilizar técnicas de reprogramación, de reencuadre, de catarsis, de visualización, de afirmación, de sugestión, etc. que faciliten el proceso de sanación y de resolución. Hazle sentir que está cerrando ciclos, que está completando lecciones, que está cumpliendo contratos, que está liberando karma, etc.

- Ayuda a la persona a potenciar, a activar, a recuperar, a recordar, a integrar, los recursos, las habilidades, los talentos, los dones, las virtudes, etc. que haya desarrollado o adquirido en su vida pasada, y que le puedan ser útiles, beneficiosos o enriquecedores para su vida actual. Puedes utilizar técnicas de anclaje, de modelado, de identificación, de visualización, de afirmación, de sugestión, etc. que faciliten el proceso de potenciación y de integración. Hazle sentir que está abriendo puertas, que está descubriendo tesoros, que está reconociendo capacidades, que está expresando potencialidades, etc.

- Ayuda a la persona a conectar, a comunicarse, a dialogar, a interactuar, con su alma que es el que ha vivido todas sus vidas pasadas, y que tiene toda la información, la sabiduría, la guía y el amor que necesita para su vida actual. Puedes utilizar técnicas de meditación, de canalización, de intuición, de inspiración, de oración, etc. que faciliten el proceso de conexión y de comunicación. Hazle sentir que está en contacto con su esencia, con su identidad, con su naturaleza, con su sabiduría, con su misión, con su destino.

Ejercicio 3: Integración de la regresión a vidas pasadas.

Este ejercicio tiene como objetivo integrar la regresión a vidas pasadas, ayudando a la persona a volver a su estado de consciencia normal, a recordar y a asimilar lo que ha vivido y aprendido, y a aplicarlo a su vida actual.

Los pasos a seguir son los siguientes:

- Guía a la persona a salir de su vida pasada, y a regresar a su vida actual, de forma suave, gradual y segura. Puedes utilizar la técnica inversa a la que usaste para inducir la regresión, o cualquier otra que consideres apropiada. Por ejemplo, si usaste la técnica de la escalera, puedes pedirle que suba por la escalera, que salga por la puerta, y que vuelva al lugar donde está. Hazle sentir que está dejando atrás su vida pasada, pero que se lleva consigo todo lo bueno, lo útil y lo necesario que ha obtenido de ella.

- Hazle recuperar su estado de consciencia normal, su orientación temporal y espacial, su sensación corporal, su nivel de energía, etc. Puedes utilizar técnicas de respiración, de movimiento, de estiramiento, de hidratación, de alimentación, etc. que le ayuden a volver a su estado óptimo. Hazle sentir que está despierto, alerta, lúcido, tranquilo, relajado, etc.

- Hazle recordar y asimilar lo que ha vivido y aprendido en su regresión a vidas pasadas. Puedes utilizar técnicas de recapitulación, de resumen, de anotación, de dibujo, de expresión, etc. que le ayuden a fijar y a integrar su experiencia. Hazle preguntas que le hagan reflexionar y valorar lo que ha vivido y aprendido. Por ejemplo: ¿Qué te ha parecido la regresión? ¿Qué te ha sorprendido? ¿Qué te ha gustado? ¿Qué te ha disgustado? ¿Qué te ha enseñado? ¿Qué te ha sanado? ¿Qué te ha resuelto? ¿Qué te ha potenciado? ¿Qué te ha conectado? etc.

- Hazle aplicar lo que ha vivido y aprendido en su regresión a vidas pasadas a su vida actual. Puedes utilizar técnicas de planificación, de acción, de seguimiento, de evaluación, etc. que le ayuden a trasladar y a materializar su experiencia. Hazle establecer objetivos, metas, acciones, indicadores, que le permitan mejorar, cambiar, y transformar su vida actual. Por ejemplo: ¿Qué quieres hacer con lo que has vivido y aprendido? ¿Qué quieres mejorar, cambiar, transformar, en tu vida actual? ¿Cómo lo vas a hacer? ¿Qué pasos vas a seguir? ¿Qué recursos vas a utilizar? ¿Qué dificultades puedes encontrar? ¿Cómo las vas a superar? ¿Qué apoyo vas a buscar? ¿Cómo vas a medir tu progreso? ¿Cómo vas a celebrar tus logros? etc.

Estos son algunos ejercicios prácticos que puedes realizar con tus pacientes para facilitar su regresión a vidas pasadas. En este capítulo los encuentras explicados desde la perspectiva del terapeuta, pero más adelante te encontrarás con ejemplos listos para ser aplicados con tus pacientes. Recuerda que estos ejercicios son solo orientativos, y que puedes adaptarlos, modificarlos o complementarlos según tu criterio, tu experiencia y tu intuición. Lo importante es que respetes los principios, los valores y la ética de la terapia de vidas pasadas, y que busques el mayor beneficio para tus pacientes y para ti mismo.

Capítulo 6.

La regresión

La terapia de vidas pasadas utiliza la regresión para ayudar a la persona a acceder a sus memorias de otras encarnaciones, que están guardadas en su alma. Se fundamenta en la idea de la reencarnación, o sea, la creencia de que el alma de la persona ha tenido varias vidas en distintos cuerpos, tiempos y lugares. La regresión consiste en orientar a la persona para que recuerde y reviva sus experiencias de vidas anteriores.

En este capítulo, vamos a explicar qué es la regresión y cómo se realiza. También vamos a describir las fases que tiene una sesión de regresión y los elementos que se deben tener en cuenta para llevarla a cabo de forma adecuada, segura y eficaz.

¿QUÉ BENEFICIOS SE PUEDEN OBTENER DE LA REGRESIÓN A VIDAS PASADAS?

La regresión a vidas pasadas puede aportar múltiples beneficios a la persona, tanto a nivel terapéutico como a nivel espiritual. Algunos de estos beneficios son:

- Sanar traumas, fobias, bloqueos, dolencias o patrones que tienen su origen en vidas pasadas, y que se han manifestado en la vida actual como síntomas, problemas o limitaciones.

- Resolver conflictos, perdonar, liberar o reconciliarse con personas, situaciones o aspectos de uno mismo que han quedado pendientes o inconclusos en vidas pasadas, y que se han repetido o proyectado en la vida actual como dificultades, culpas o resentimientos.

- Comprender el sentido, el propósito, la misión o el destino de la vida actual, a partir de la visión global, integradora y trascendente que ofrece la perspectiva de las vidas pasadas.

- Potenciar recursos, habilidades, talentos, dones o virtudes que se han desarrollado o adquirido en vidas pasadas, y que se pueden aprovechar o activar en la vida actual para mejorar el bienestar, la autoestima, la confianza, la creatividad o la realización personal.

- Conectar con la esencia, la identidad, la naturaleza o la sabiduría del alma o del espíritu, que se expresa a través de las diferentes personalidades, roles, géneros, culturas o épocas que ha vivido en sus vidas pasadas, y que reflejan su diversidad, su riqueza y su evolución.

Ejemplo de regresión a una vida pasada, fase por fase.

A continuación, verás un formato de regresión que puede ser muy útil para practicarlo desde la primera sesión. Por supuesto, puede ser modificado, ampliado, o extendido de acuerdo al estilo y creatividad del terapeuta, pero recomiendo seguir las diversas secciones en ese orden, sin omitir ninguna.

(Introducción suave y acogedora)

Respira profundamente, sintiendo cómo el aire llena tus pulmones y luego se libera lentamente, llevándose consigo cualquier tensión.

Con cada respiración, permite que tu cuerpo se relaje más profundamente, sintiendo una sensación de calma y paz que te envuelve. Estás en un lugar seguro, un santuario de serenidad, donde nada puede perturbarte.

(Guiando hacia un estado de relajación más profundo)

Mientras continúas relajándote, visualiza un hermoso jardín. Este lugar es un paraíso personal, creado por tu mente, un refugio donde puedes sentirte completamente en paz.

Observa los colores vibrantes de las flores, escucha el suave murmullo del viento en las hojas y el canto melodioso de los pájaros. Cada paso que das por este jardín te lleva a una relajación más profunda.

(Introduciendo la idea de un viaje en el tiempo)

En el corazón de este jardín, descubres una puerta antigua y elegante, incrustada con símbolos y patrones que parecen contar historias de tiempos pasados.

Esta puerta no es común; es un portal a tus vidas pasadas, un umbral místico que te conecta con las experiencias y memorias de tu alma a través del tiempo. Acércate a ella con una mente abierta y un corazón listo para explorar.

(Proceso de entrada a una vida pasada)

Cuando estés listo, abre la puerta con gentileza. Al otro lado, te espera un camino iluminado por una luz suave y cálida, invitándote a caminar por él. A medida que avanzas, las escenas de tu vida actual comienzan a desvanecerse, dando paso a imágenes, sonidos y sensaciones de otra existencia. Permítete ser llevado por estas nuevas percepciones, entrando en un estado de conexión profunda con otra vida que una vez fue tuya.

(Exploración de la vida pasada)

Ahora, mientras te encuentras en este lugar diferente, en otra época, te invito a explorar con curiosidad y apertura. Puedes hablarme si lo deseas, dialogar conmigo. Mira a tu alrededor. ¿Dónde te encuentras? Observa los detalles del entorno que te rodea. ¿Estás en un paisaje abierto, tal vez una pradera o una colina, o te encuentras en un entorno urbano, con calles y edificios de otra era?

Presta atención a los sonidos. ¿Escuchas el bullicio de la gente, el canto de los pájaros, o quizás el sonido del agua cercana? Cada sonido es una pista que te ayuda a comprender mejor este lugar y tiempo.

Inhala profundamente. ¿Hay olores que puedas identificar? Quizás el aroma de la comida cocinándose en un mercado cercano, el perfume de las flores silvestres, o el olor característico de una ciudad de otra época.

Mira hacia abajo y observa lo que llevas puesto. Toca la tela, nota su textura y calidad. ¿Es ropa de trabajo áspera, una vestimenta elegante, o algo completamente diferente? Siente el suelo bajo tus pies, ya sea hierba suave, caminos de tierra, o pavimento de piedra.

Ahora, mira tus manos. ¿Cómo lucen? ¿Son las manos de un trabajador, un artista, un líder? Cada detalle te ofrece información valiosa sobre quién eras en esta vida pasada.

Explora este lugar con detenimiento. Camina por el espacio que te rodea. Si hay personas, acércate a ellas. Observa sus rostros, su lenguaje corporal. ¿Te reconocen? Interactúa con ellos. Escucha lo que dicen y cómo se dirigen a ti. ¿Qué relación tienes con estas personas? Amigos, familia, compañeros o quizás desconocidos.

Si encuentras objetos, examínalos. Cada elemento puede tener una historia que contar, un recuerdo asociado o una emoción ligada a él. Permítete interactuar con estos objetos, permitiendo que las memorias y sensaciones fluyan hacia ti.

Durante tu exploración, puedes encontrar distintas escenas que te revelan aspectos importantes de esta vida pasada. Tal vez te veas trabajando, participando en algún evento social, o experimentando un momento significativo. Déjate llevar por estas escenas, viviéndolas y sintiéndolas plenamente.

Mientras continúas con esta exploración, mantén una actitud de observador, permitiéndote experimentar y aprender de esta vida pasada sin juicio ni expectativas. Cada experiencia es una oportunidad para comprender más profundamente quién eras y cómo esas experiencias han moldeado tu ser actual.

Te dejaré un momento con libertad para que explores esta vida profundamente con todas sus sensaciones.

(Integración y cierre)

Después de pasar tiempo en esta vida anterior, es momento de regresar. Regresa al camino que te trajo aquí, llevando contigo los recuerdos y emociones de esta experiencia. A medida que te acercas a la puerta, las imágenes de tu vida pasada se desvanecen suavemente, pero el conocimiento y las lecciones aprendidas permanecen.

(Retorno a la consciencia habitual)

Abre la puerta y vuelve al hermoso jardín. Siente cómo regresas a tu cuerpo en el presente, lleno de una nueva comprensión y tranquilidad. Ahora, cuando te sientas listo, comienza a mover tus dedos de manos y pies, toma una respiración profunda y, al exhalar, abre lentamente tus ojos. Estás de vuelta en el aquí y ahora, relajado y renovado, con una perspectiva enriquecida.

Esta regresión está diseñada para proporcionar una experiencia inmersiva y reflexiva. Puedes adaptarla según lo veas necesario para ajustarla a tu enfoque terapéutico y a las necesidades específicas de tus pacientes.

Capítulo 7.

La memoria

La memoria es la capacidad de almacenar, conservar y recuperar información sobre hechos, experiencias, conocimientos, habilidades, etc. que han ocurrido en el pasado. La memoria es una función esencial para el aprendizaje, el pensamiento, el lenguaje, la identidad y la conducta. La memoria también es una fuente de información, de sabiduría, de guía y de amor para el alma.

¿QUÉ ES LA MEMORIA Y CÓMO FUNCIONA EN LA TERAPIA DE VIDAS PASADAS?

La memoria se puede clasificar en dos tipos: la memoria declarativa y la memoria no declarativa. La memoria declarativa es la que se refiere a la información que se puede expresar verbalmente, como los datos, los nombres, las fechas, etc. La memoria no declarativa es la que se refiere a la información que se expresa de forma no verbal, como las emociones, las sensaciones, las habilidades, etc.

La memoria declarativa se puede subdividir en dos tipos: la memoria episódica y la memoria semántica. La memoria episódica es la que se refiere a los recuerdos personales, que tienen un contexto espacio-temporal, como los acontecimientos, las vivencias, las anécdotas, etc. La memoria semántica es la que se refiere a los conocimientos generales, que no tienen un contexto específico, como los conceptos, las reglas, los principios, etc.

La memoria no declarativa se puede subdividir en varios tipos: la memoria procedimental, la memoria perceptiva, la memoria emocional, la memoria implícita, etc. La memoria procedimental es la que se refiere a las habilidades, los hábitos, los automatismos, etc. que se realizan sin pensar, como montar en bicicleta, conducir, tocar un instrumento, etc. La memoria perceptiva es la que se refiere a las sensaciones, los estímulos, los patrones, etc. que se perciben sin ser conscientes, como los colores, los sonidos, las formas, etc. La memoria emocional es la que se refiere a las emociones, los sentimientos, las reacciones, etc. que se asocian a los recuerdos, como el miedo, la alegría, la tristeza, etc. La memoria implícita es la que se refiere a la información que se adquiere sin intención, sin atención y sin consciencia, como los prejuicios, las actitudes, las creencias, etc.

La memoria funciona mediante tres procesos: la codificación, el almacenamiento y la recuperación.

La codificación es el proceso de transformar la información en un formato que se pueda guardar en la memoria. La codificación puede ser visual, auditiva, olfativa, gustativa, táctil, verbal, etc.

El almacenamiento es el proceso de conservar la información en la memoria durante un tiempo determinado. El almacenamiento puede ser a corto plazo, a largo plazo o permanente.

La recuperación es el proceso de acceder a la información que se ha guardado en la memoria y de traerla a la consciencia. La recuperación puede ser voluntaria o involuntaria, consciente o inconsciente, explícita o implícita, etc.

La memoria es una función esencial para el aprendizaje, el pensamiento, el lenguaje, la identidad y la conducta. La memoria nos permite adquirir, procesar, comunicar y aplicar la información que necesitamos para vivir. La memoria también nos permite recordar quiénes somos, de dónde venimos, qué hemos hecho, qué hemos sentido, qué hemos aprendido, etc. La memoria nos permite construir nuestra historia personal, nuestra biografía, nuestro relato de vida.

La memoria también es una fuente de información, de sabiduría, de guía y de amor. La memoria nos permite acceder a la información que nuestra alma ha acumulado a lo largo de sus múltiples existencias, y que puede ser relevante para nuestra situación actual. La memoria nos permite comprender las lecciones, los aprendizajes, los desafíos, los contratos, las relaciones y las misiones que nuestra alma ha elegido para su evolución. La memoria nos permite conectar con nuestra esencia, nuestra identidad, nuestra naturaleza, nuestra sabiduría, nuestro propósito y nuestro destino.

Cada tipo de memoria tiene sus propias características, funciones y mecanismos, que determinan cómo se pueden activar y recuperar. Algunas memorias se activan y se recuperan de forma voluntaria, consciente y explícita, mientras que otras se activan y se recuperan de forma involuntaria, inconsciente e implícita. Algunas memorias se activan y se recuperan mediante estímulos externos, como palabras, imágenes, sonidos, olores, etc. mientras que otras se activan y se recuperan mediante estímulos internos, como emociones, sensaciones, pensamientos, etc. Algunas memorias se activan y se recuperan mediante técnicas específicas, como la hipnosis, la meditación, la visualización, la sugestión, etc. mientras que otras se activan y se recuperan de forma natural, sin necesidad de ninguna técnica.

Capítulo 8.

Los niveles de consciencia y el trance

Los niveles de consciencia son los grados de alerta, atención, percepción y comprensión que tiene la persona en cada momento. Se pueden clasificar en tres tipos: la consciencia ordinaria, la consciencia alterada y la consciencia expandida.

- **La consciencia ordinaria** es el nivel de consciencia que tiene la persona en su vida cotidiana, cuando está despierta, lúcida y consciente de sí misma y de su entorno. La consciencia ordinaria se caracteriza por ser racional, lógica, analítica, lineal, secuencial, etc. La consciencia ordinaria se basa en la memoria declarativa, que es la que se refiere a la información que se puede expresar verbalmente, como los datos, los nombres, las fechas, etc.

- **La consciencia alterada** es el nivel de consciencia que tiene la persona cuando sufre algún cambio, trastorno, alteración o modificación de su estado normal de consciencia, debido a diversas causas, como el sueño, el estrés, el cansancio, el alcohol, las drogas, las enfermedades, los traumas, etc. La consciencia alterada se caracteriza por ser irracional, ilógica, confusa, caótica, fragmentada, etc. La consciencia alterada se basa en la memoria no declarativa, que es la que se refiere a la información que se expresa de forma no verbal, como las emociones, las sensaciones, las habilidades, etc.

- **La consciencia expandida** es el nivel de consciencia que tiene la persona cuando accede a un estado superior, ampliado, profundo o trascendente de consciencia, debido a diversas prácticas, técnicas, experiencias o vivencias, como la meditación, la hipnosis, la regresión, el éxtasis, la iluminación, etc. La consciencia expandida se caracteriza por ser intuitiva, creativa, holística, sincrónica, multidimensional, etc. La consciencia expandida se basa en la memoria espiritual, que es la que se refiere a la información que tiene que ver con el alma o el espíritu, como la misión, el propósito, el destino, etc.

En la terapia de vidas pasadas, se utiliza la consciencia expandida, que es el nivel de consciencia que permite a la persona acceder a su memoria subconsciente y a sus vidas pasadas. La consciencia expandida se puede inducir mediante la hipnosis, durante la cual la persona se encuentra más receptiva a las sugestiones y a la exploración de su mente subconsciente.

Los estados de la consciencia expandida, representan un espectro de experiencias que difieren de la conciencia ordinaria. Estos estados pueden ser inducidos por diversas prácticas, como la meditación, el uso de sustancias psicoactivas, la terapia

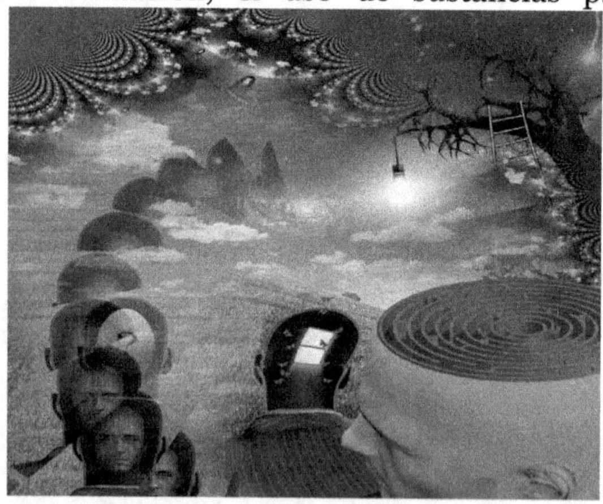

regresiva, entre otros. A continuación, te detallo algunos de estos estados, junto con sus correspondientes rangos de frecuencias cerebrales, medidas en hertzios (Hz):

1. Estado Alfa (8-12 Hz): Asociado con la relajación ligera y la meditación superficial. En este estado, la mente está tranquila, pero alerta. Las personas pueden experimentar una mayor creatividad, aprendizaje y memoria mejorada. Es común en prácticas de meditación ligera y visualización.

2. Estado Theta (4-7 Hz): Relacionado con la meditación profunda, el sueño REM, y sueños lúcidos. Este estado permite una mayor introspección, creatividad y acceso a recuerdos subconscientes. Es frecuente en prácticas de meditación profunda y en ciertas etapas del sueño.

3. Estado Delta (0.5-3 Hz): Corresponde al sueño profundo sin sueños (sueño no REM). En este estado, la curación y la regeneración son potenciadas, y el acceso a la conciencia se limita. Es menos común experimentar un estado Delta mientras se está consciente, pero algunas prácticas avanzadas de meditación pueden inducirlo.

4. Estado Gamma (30-100 Hz y más): Asociado con el procesamiento de información a nivel superior, la percepción aumentada y los estados de alta concentración y conciencia. Se ha observado en meditadores experimentados y en ciertos estados de iluminación espiritual.

Cabe mencionar que estos estados no solo se diferencian por sus frecuencias cerebrales, sino también por las experiencias subjetivas y los cambios en la percepción y en la cognición. Además, no todos los individuos experimentan estos estados de la misma manera, y no todas las prácticas conducen a los mismos estados de consciencia expandida.

El trance

El trance en la terapia de vidas pasadas se refiere a un estado alterado de conciencia en el cual una persona puede acceder a memorias y experiencias que se perciben como pertenecientes a existencias anteriores. Este tipo de terapia, a menudo asociada con la regresión a vidas pasadas, utiliza el trance como una herramienta para facilitar el acceso a esos recuerdos, con el objetivo de proporcionar comprensión y sanación emocional o psicológica.

Tipos de trance

Trance ligero: En este estado, la persona mantiene un nivel de conciencia relativamente alto. Puede responder a preguntas y está consciente de su entorno físico, pero también es capaz de acceder a memorias o sensaciones que no son del presente. Es común en terapias de relajación o hipnosis suave.

Trance medio: Aquí, la conciencia de la realidad actual disminuye significativamente. La persona puede hablar y responder a preguntas, pero su enfoque principal está en las experiencias internas. Este estado permite una exploración más profunda de las emociones y recuerdos.

Trance profundo: En este nivel, la conciencia de la realidad externa es mínima o inexistente. La persona está profundamente inmersa en sus experiencias internas y puede no responder a estímulos externos. Es en este estado donde se cree que se accede más fácilmente a las memorias de vidas pasadas.

En el contexto de la terapia de vidas pasadas, el trance es un estado similar al sueño, pero en el cual la persona mantiene cierto grado de conciencia y control. Durante el trance, se utiliza la hipnosis o técnicas de relajación y visualización para guiar a la persona hacia un estado de relajación profunda y concentración enfocada. Una vez en este estado, se le guía para explorar experiencias de vidas pasadas, con el fin de traer a la conciencia recuerdos y emociones que pueden estar influenciando su vida actual.

Capítulo 9.

Los beneficios de la terapia de vidas pasadas

En este capítulo, vamos a explorar los beneficios que esta terapia puede aportar a nuestros pacientes, tanto a nivel físico, mental, emocional y espiritual.

¿QUÉ PROBLEMAS SE PUEDEN TRATAR CON LA TERAPIA DE VIDAS PASADAS Y QUÉ RESULTADOS SE PUEDEN ESPERAR?

La TVP puede ayudar a resolver una gran variedad de problemas que afectan a la calidad de vida de nuestros pacientes, tales como:

- Fobias, miedos, ansiedad, estrés, depresión, baja autoestima, culpa, ira, resentimiento, etc.
- Dolores crónicos, enfermedades psicosomáticas, alergias, adicciones, trastornos alimenticios, etc.
- Problemas de pareja, familiares, laborales, sociales, etc.
- Bloqueos creativos, falta de propósito, insatisfacción, vacío existencial, etc.

La TVP permite acceder al origen y la causa de estos problemas, que pueden estar relacionados con traumas, conflictos, pactos, votos, contratos, etc., que se han generado en vidas pasadas o en la vida actual. Al revivir estas experiencias, el paciente puede comprenderlas, perdonarlas, liberarlas y sanarlas, lo que le permite:

- Liberarse de cargas emocionales, kármicas y energéticas que limitan su bienestar y su evolución.
- Recuperar su poder personal, su confianza, su autoestima y su alegría de vivir.
- Armonizar sus relaciones con los demás, con el entorno y consigo mismo.
- Descubrir y desarrollar sus talentos, capacidades y potencialidades.
- Encontrar y cumplir su misión de vida, su propósito y su sentido.

¿Qué beneficios adicionales aporta la terapia de vidas pasadas?

Además de los beneficios mencionados anteriormente, la TVP también ofrece otros beneficios que enriquecen la vida de nuestros pacientes, como:

- Ampliar su visión de la realidad, de la existencia y de sí mismos, al comprender que son seres multidimensionales, que han vivido muchas vidas y que seguirán viviendo otras.
- Conectar con su sabiduría interior, su intuición, su guía espiritual y sus recursos internos, que les ayudan a tomar mejores decisiones y a resolver sus problemas de forma más efectiva.
- Experimentar el amor incondicional, la paz, la armonía y la unidad con todo lo que existe, al acceder a estados de consciencia superiores y a dimensiones espirituales.
- Despertar su consciencia, su espiritualidad y su trascendencia, al reconocer que son almas eternas, que tienen un origen divino y un destino sublime.

Resultados esperados

Los resultados que se pueden esperar de una terapia de vidas pasadas varían de persona a persona, ya que cada individuo experimenta el proceso de manera única. Sin embargo, algunos de los resultados más comunes y significativos incluyen:

Sanación emocional profunda: Al explorar y sanar experiencias pasadas, se libera la carga emocional asociada, permitiendo una mayor paz interior y bienestar emocional.

Mayor Autoconocimiento y claridad: La TVP brinda una comprensión más profunda de uno mismo, ayudando a desvelar aspectos de la personalidad, habilidades y desafíos actuales a la luz de experiencias pasadas.

Transformación de patrones de comportamiento: Al abordar las raíces de patrones repetitivos, los individuos pueden experimentar cambios positivos en su forma de actuar y relacionarse.

Alivio de síntomas físicos: La liberación de traumas pasados puede tener un impacto positivo en la salud física, contribuyendo a la mejora o alivio de dolencias y enfermedades.

Mayor sentido de propósito y conexión espiritual: Explorar vidas pasadas puede proporcionar una sensación de propósito más profundo, así como una conexión más íntima con aspectos espirituales del ser.

Como terapeuta de vidas pasadas, tendrás el privilegio de guiar a las personas en este viaje transformador. Al fomentar un entorno seguro y de apoyo, empleando técnicas efectivas y adoptando un enfoque holístico, podrás ser capaz de que tus clientes liberen todo su potencial, se curen de heridas del pasado contribuyan de manera significativa al mundo que les rodea.

Recuerda, no eres simplemente un terapeuta; eres un catalizador de la transformación, un tejedor de sanación y un testigo del magnífico tapiz del espíritu humano.

Capítulo 10.

Los requisitos para ser Terapeuta de Vidas Pasadas

La práctica de la Terapia de Vidas Pasadas (TVP) requiere una combinación de formación integral, habilidades específicas, actitudes empáticas y valores fundamentales. Convertirse en un terapeuta de vidas pasadas implica no solo dominar las técnicas de regresión, sino también cultivar un profundo respeto por la espiritualidad y la totalidad del ser humano.

Formación académica y capacitación especializada

El camino para convertirse en un terapeuta de vidas pasadas comienza con una base sólida en campos como la psicología, la psicoterapia, la medicina, la consejería o disciplinas afines. La comprensión de los principios fundamentales de la mente humana, los procesos cognitivos y las teorías del comportamiento proporciona un marco invaluable para abordar las experiencias pasadas de los individuos.

Una formación específica en Terapia de Vidas Pasadas, a través de programas académicos o siendo un autodidacta disciplinado, es esencial. Esto abarca el estudio de técnicas de regresión, comprensión de la metafísica del tiempo y el espacio, así como la ética y la responsabilidad asociadas con la exploración de vidas pasadas de los pacientes.

HABILIDADES CLAVES

Empatía y escucha activa:

Un terapeuta de vidas pasadas debe poseer una empatía profunda y una habilidad para escuchar activamente a los pacientes. La capacidad de crear un entorno seguro y de confianza es fundamental para que el paciente se sienta cómodo al explorar recuerdos pasados.

Imaginación creativa:

La capacidad de guiar al paciente a través de procesos imaginativos y creativos es esencial en la TVP. Esto implica emplear técnicas para fomentar la visualización y la conexión con las experiencias pasadas.

Intuición y sensibilidad:

Ser consciente de las señales sutiles y estar abierto a la intuición es crucial. La sensibilidad para percibir las necesidades emocionales del paciente y adaptar el enfoque terapéutico en consecuencia es una habilidad valiosa.

ACTITUDES Y VALORES

Respeto y no juicio:

El respeto por las creencias individuales y la ausencia de juicios son pilares esenciales en la práctica de la TVP. Aceptar las experiencias del paciente sin imponer interpretaciones personales es fundamental.

Ética y responsabilidad:

La integridad ética es clave al trabajar con memorias pasadas. Garantizar la confidencialidad, el consentimiento informado y la responsabilidad moral son aspectos inalienables de la práctica terapéutica.

Autocuidado y crecimiento personal:

El terapeuta de vidas pasadas debe estar comprometido con su propio crecimiento personal y desarrollo espiritual. Esto implica practicar la autorreflexión, la autocompasión y buscar apoyo profesional cuando sea necesario.

Ser terapeuta de vidas pasadas es una vocación que requiere una preparación, una dedicación y una sensibilidad especiales. No se trata solo de una técnica, sino de una forma de entender la vida, la muerte y el alma. Ser terapeuta de vidas pasadas implica acompañar al paciente en un viaje de descubrimiento, de sanación y de transformación, que puede tener un impacto profundo en su bienestar y en su evolución. Ser terapeuta de vidas pasadas es un reto, pero también una oportunidad de crecer, de aprender y de servir.

Capítulo 11.

La ética profesional del Terapeuta de Vidas Pasadas

La Terapia de Vidas Pasadas (TVP) se sitúa en la intersección de la psicología, la espiritualidad y la exploración del subconsciente. Como tal, los terapeutas que se especializan en esta práctica enfrentan desafíos éticos únicos. Este capítulo proporciona una guía exhaustiva para navegar por estos desafíos, centrándose en los principios, normas y responsabilidades que deben regir su práctica.

PRINCIPIOS FUNDAMENTALES EN LA TERAPIA DE VIDAS PASADAS.

Los principios éticos de la TVP son el fundamento sobre el cual se construye la relación terapéutica. Ellos guían no solo las interacciones del terapeuta con el paciente, sino también la forma en que el terapeuta se aproxima a la práctica en sí.

- **Respeto a la autonomía del paciente:** La autonomía del paciente es sagrada. El terapeuta debe asegurarse de que el paciente comprenda completamente lo que implica la TVP, incluyendo los métodos utilizados y los posibles resultados y riesgos. Este conocimiento permite a los pacientes tomar decisiones informadas sobre su participación.

- **No maleficencia y beneficencia:** Estos principios se basan en la premisa de "no hacer daño" y "sí hacer el bien". Los terapeutas deben ser conscientes de su capacidad para influir en el paciente y evitar cualquier acción que pueda causar daño físico, emocional o espiritual. Asimismo, deben esforzarse por promover el bienestar del paciente en todo momento.

- **Confidencialidad:** Dada la naturaleza a menudo profundamente personal y privada de las sesiones de TVP, los terapeutas deben garantizar una confidencialidad absoluta. Esto crea un espacio seguro donde los pacientes pueden explorar sus vidas pasadas sin temor a juicios o a la divulgación de información.

Responsabilidades del terapeuta de vidas pasadas

La práctica responsable de la TVP requiere no solo adherirse a los principios éticos, sino también asumir ciertas responsabilidades clave.

Competencia profesional: La competencia va más allá de la formación inicial. Implica una actualización y educación continua para mantenerse al tanto de los desarrollos en el campo, así como una comprensión profunda de los aspectos espirituales y psicológicos involucrados en la TVP.

Manejo de expectativas: Los terapeutas deben ser cuidadosos al establecer expectativas realistas. Si bien la TVP puede ser profundamente reveladora, no es una panacea. Los terapeutas deben evitar prometer resultados específicos o inmediatos.

Preparación y seguimiento: Una preparación adecuada ayuda a los pacientes a entender lo que pueden esperar de la terapia y cómo pueden manejar cualquier revelación o emoción que surja. El seguimiento es igualmente importante para ayudar a los pacientes a integrar sus experiencias en su vida cotidiana.

Relación terapeuta-paciente: La relación debe permanecer estrictamente profesional. Esto significa evitar cualquier tipo de relación dual o conflicto de interés que pueda comprometer la integridad de la terapia.

La ética en la terapia de vidas pasadas no es solo un conjunto de reglas a seguir, sino un camino hacia una práctica más compasiva, efectiva y respetuosa. Al adherirse a estos principios y responsabilidades, los terapeutas de vidas pasadas no solo protegen a sus pacientes, sino que también elevan su práctica, contribuyendo a un campo más respetado y efectivo. La TVP, practicada con integridad y compasión, ofrece un camino único hacia la comprensión y la sanación, abriendo puertas a un mayor entendimiento del ser humano en todas sus dimensiones.

Capítulo 12.

La relación terapéutica entre el terapeuta y el cliente en la terapia de vidas pasadas

En el ámbito de la Terapia de Vidas Pasadas (TVP), la relación entre el terapeuta y el cliente reviste una importancia crucial. Esta dinámica no solo define el éxito del proceso terapéutico, sino que también actúa como un catalizador para el descubrimiento profundo y la sanación espiritual. A través de este capítulo, exploraremos diversos aspectos de esta relación única, proporcionando orientación y prácticas recomendadas para los terapeutas holísticos que buscan profundizar en la dimensión espiritual del ser humano.

ESTABLECIENDO UNA CONEXIÓN AUTÉNTICA.

La base de una relación terapéutica efectiva en TVP es la autenticidad y la confianza. El terapeuta debe cultivar un espacio donde el cliente se sienta seguro para explorar las profundidades de su psique y sus experiencias pasadas. Este espacio se construye a través de:

- **Empatía Activa:** Escuchar con empatía activa facilita una comprensión más profunda de las experiencias y emociones del cliente.

- Respeto y aceptación incondicional: Aceptar al cliente tal como es, sin juicio, es fundamental para fomentar un entorno de confianza y apertura.

Comunicación transparente y efectiva.

Una comunicación clara y abierta es vital en TVP. El terapeuta debe ser capaz de guiar al cliente a través de sus recuerdos de vidas pasadas de una manera que sea comprensible y accesible.

- Establecimiento de expectativas: Es esencial que el terapeuta aclare lo que el cliente puede esperar de la sesión de TVP, incluyendo los posibles desafíos emocionales.

- Feedback constante: Mantener un diálogo abierto sobre los procesos y las experiencias durante la terapia.

Navegando por las emociones intensas.

La regresión a vidas pasadas puede desencadenar emociones intensas y, a veces, abrumadoras. El terapeuta debe estar preparado para manejar estas emociones de manera efectiva:

- Técnicas de contención emocional: Proporcionar estrategias para que el cliente maneje emociones intensas durante y después de las sesiones.

- Autoconsciencia y autocuidado del terapeuta: El terapeuta debe ser consciente de sus propias emociones y cómo estas pueden influir en la terapia.

La Terapia de Vidas Pasadas representa un viaje único tanto para el cliente como para el terapeuta. La relación terapéutica es el corazón de este viaje, un espacio sagrado de confianza, aprendizaje y crecimiento. Al adherirse a los principios de empatía, comunicación efectiva, manejo de emociones, integración y ética, los terapeutas pueden facilitar experiencias profundamente transformadoras para sus clientes, promoviendo una sanación integral que abarca el cuerpo, la mente y el espíritu.

Capítulo 13.

La entrevista inicial con el cliente

La entrevista inicial con el cliente es un paso fundamental en el proceso de la Terapia de Vidas Pasadas (TVP). En este capítulo, exploraremos cómo llevar a cabo esta fase crucial de manera efectiva y comprensiva. La entrevista inicial no solo establece la base para la relación terapéutica, sino que también permite al terapeuta comprender las necesidades y objetivos del cliente.

OBJETIVOS DE LA ENTREVISTA INICIAL.

Establecer una relación de confianza.

El primer objetivo de la entrevista inicial es establecer una relación de confianza con el cliente. Esto se logra al crear un ambiente cálido, acogedor y libre de juicios. Es importante que el cliente se sienta cómodo compartiendo sus pensamientos, sentimientos y experiencias.

Comprender las necesidades del cliente.

El terapeuta debe explorar las razones por las que el cliente busca la Terapia de Vidas Pasadas. ¿Cuáles son sus expectativas? ¿Qué problemas o desafíos enfrenta en su vida actual que le llevan a considerar esta terapia? Comprender estas necesidades es esencial para adaptar el enfoque terapéutico.

Evaluar la aptitud del cliente.

No todos los clientes son adecuados para la TVP. Algunas personas pueden tener condiciones médicas o emocionales que requieren atención especializada. En esta etapa, el terapeuta debe evaluar si el cliente es un candidato apropiado para la terapia de regresión a vidas pasadas.

Explicar el proceso.

El terapeuta debe proporcionar una explicación clara y completa del proceso de TVP. Esto incluye cómo funcionan las sesiones, qué se espera del cliente y cómo se abordarán los aspectos espirituales de la terapia. Esta transparencia es esencial para que el cliente se sienta informado y seguro.

Preguntas clave.

Durante la entrevista inicial, el terapeuta puede hacer una serie de preguntas clave para profundizar en la comprensión del cliente y sus necesidades. Algunas de estas preguntas pueden incluir:

1. ¿Qué te ha llevado a considerar la Terapia de Vidas Pasadas?
Esta pregunta permite al cliente expresar sus motivaciones y expectativas iniciales.

2. ¿Tienes experiencia previa en terapia?
Conocer la experiencia pasada del cliente en terapia puede ayudar al terapeuta a adaptar su enfoque.

3. ¿Tienes creencias espirituales o religiosas?
Esta pregunta es importante para comprender la dimensión espiritual del cliente y cómo se relaciona con la TVP.

4. ¿Hay algún problema o desafío específico que te gustaría abordar en tus sesiones de TVP?

Identificar los problemas específicos que el cliente desea resolver es fundamental.

5. ¿Tienes alguna preocupación o temor relacionado con la terapia?

Esta pregunta permite al terapeuta abordar cualquier inquietud y tranquilizar al cliente.

Técnicas de escucha activa.

La entrevista inicial no es solo hacer preguntas, sino también escuchar activamente al cliente. Aquí hay algunas técnicas de escucha activa que pueden ser útiles:

Paráfrasis. Repetir las palabras del cliente en tus propias palabras para mostrar que estás prestando atención y comprendiendo.

Clarificación. Pedir aclaraciones o detalles adicionales cuando el cliente exprese algo de manera vaga o confusa.

Empatía. Mostrar empatía hacia las emociones del cliente, ya sea a través de palabras de apoyo o gestos de comprensión.

Reflejo de sentimientos. Reflejar los sentimientos que el cliente expresa, como "parece que te sientes frustrado por esta situación".

Abordar aspectos espirituales. La Terapia de Vidas Pasadas a menudo implica explorar aspectos espirituales. Es importante que el terapeuta esté dispuesto a discutir estas dimensiones sin juicio. Puedes preguntar al cliente sobre sus creencias espirituales y cómo se relacionan con su búsqueda de la TVP.

La entrevista inicial con el cliente en la Terapia de Vidas Pasadas es un paso esencial para establecer una base sólida para el trabajo terapéutico. Al abordar los objetivos del cliente, las preguntas clave, y al estar dispuesto a explorar aspectos espirituales, el terapeuta puede comenzar a crear una experiencia enriquecedora y transformadora para el cliente. Recuerda que la empatía y la comprensión son clave en esta fase, y que la relación terapéutica se basa en la confianza mutua.

Capítulo 14.

La preparación del cliente para la regresión a vidas pasadas

En este capítulo, abordaremos uno de los momentos cruciales en la Terapia de Vidas Pasadas (TVP): la preparación del cliente para la regresión. Esta etapa es esencial para garantizar una experiencia terapéutica segura, efectiva y enriquecedora.

No solo se trata de informar al cliente sobre lo que puede esperar, sino también de establecer una base sólida de confianza y comodidad. Como terapeutas de TVP, debemos ser conscientes de la dimensión espiritual y holística del ser humano y abordarla de manera respetuosa y comprensiva.

Ejercicio práctico: respiración consciente

Antes de comenzar la regresión, guía al cliente a través de un ejercicio de respiración consciente. Esto ayudará a calmar la mente y preparar al cliente para la experiencia. Aquí hay una breve descripción del ejercicio:

1. Siéntate cómodamente en una silla con los pies en el suelo y las manos en el regazo.
2. Cierra los ojos y lleva tu atención a tu respiración. Siente cómo el aire entra y sale de tus pulmones.
3. Inhala lentamente por la nariz contando hasta cuatro, luego exhala por la boca contando hasta seis.
4. Repite este proceso durante unos minutos, concentrándote completamente en la respiración.

5. Cuando te sientas relajado y centrado, estarás listo para comenzar la regresión.

La preparación del cliente para la regresión a vidas pasadas es un paso esencial en el proceso terapéutico. Al proporcionar instrucciones claras, establecer expectativas realistas y fomentar la preparación espiritual, puedes ayudar al cliente a aprovechar al máximo su experiencia de TVP. Además, al tomar precauciones importantes y construir una base de confianza sólida, garantizas que la regresión sea segura y enriquecedora.

Capítulo 15.

La inducción hipnótica para la regresión

La capacidad de inducir a un cliente a un estado de trance adecuado es esencial para el éxito de la regresión a vidas pasadas. A lo largo de este capítulo, discutiremos métodos, estrategias y señales que los terapeutas holísticos pueden utilizar para guiar a sus clientes hacia este estado de profunda introspección.

Método de relajación progresiva

Uno de los métodos más efectivos para inducir el trance en la TVP es la relajación progresiva. Este enfoque consiste en guiar al cliente a través de la relajación de cada parte de su cuerpo, comenzando por los pies y avanzando gradualmente hacia la cabeza. Aquí hay un resumen de cómo llevar a cabo este método:

1. **Instrucciones iniciales:** Pide al cliente que se siente o recueste en una posición cómoda y cierre los ojos.
2. **Enfoque en la respiración:** Pide al cliente que respire profundamente y se enfoque en su respiración. Esto ayuda a calmar la mente y prepararla para la relajación.
3. **Relajación de las extremidades:** Comienza con los pies y pide al cliente que imagine una sensación de calor y relajación que se extiende desde los dedos de los pies hasta los tobillos. Luego avanza hacia arriba, relajando cada parte del cuerpo de manera similar.

4. **Visualización:** Usa la visualización para ayudar al cliente a imaginar cada parte de su cuerpo liberando la tensión y volviéndose más pesada y relajada.

5. **Sugerencias de tranquilidad:** A medida que avanzas, puedes incluir sugerencias de tranquilidad, como "cada vez que relajes una parte de tu cuerpo, sientes una profunda sensación de paz y calma".

6. **Profundización del trance:** A medida que progresas, puedes sugerir que el cliente se sienta cada vez más relajado y profundo en el trance, utilizando metáforas como "te sumerges más profundamente en el océano de tu mente".

Estrategias de anclaje.

Otra técnica útil es el uso de anclajes. Los anclajes son señales o estímulos que se asocian con un estado específico. Puedes utilizar una palabra, un gesto o incluso un objeto como anclaje. Aquí hay algunas estrategias:

1. **Palabra clave:** Enseña al cliente a asociar una palabra clave (por ejemplo, "profundo") con la entrada en el trance. Cada vez que se pronuncia esta palabra, el cliente entra en un estado más profundo de relajación.

2. **Toque ligero:** Puedes usar un toque ligero en el hombro o la mano del cliente como señal de que es el momento de entrar en el trance. Este toque puede asociarse con la relajación y la receptividad.

3. **Objeto simbólico:** Algunos terapeutas utilizan un objeto simbólico, como un cristal de cuarzo, que el cliente sostiene durante la sesión. El cliente asocia el objeto con el estado de trance.

Sugerencias y metáforas.

Durante la inducción, puedes utilizar sugerencias y metáforas para ayudar al cliente a profundizar en el trance y prepararse para la regresión. Por ejemplo, puedes decir: "Imagina que estás en una escalera que desciende hacia lo más profundo de tu mente subconsciente, con cada escalón que bajas, te acercas más a tus vidas pasadas".

Conteo regresivo.

El conteo regresivo es una técnica clásica que implica contar hacia atrás desde un número, como 10 hasta 1. A medida que cuentas, el cliente se sumerge más profundamente en el trance.

Ritmo y tono de voz.

Mantén un ritmo suave y constante en tu habla. Tu tono de voz debe ser relajante y tranquilizador. Evita las prisas o la tensión en tu voz.

Señales de entrada en trance.

A medida que el cliente entra en trance, es importante observar las señales que indican que están en un estado adecuado para la regresión. Algunas de estas señales incluyen:

- Respiración lenta y profunda.
- Movimientos oculares suaves bajo los párpados cerrados.
- Relajación muscular evidente.
- Cambios en la expresión facial, como calma o serenidad.
- Respuestas verbales más lentas y tranquilas.

La inducción hipnótica es una parte emocionante y poderosa de la Terapia de Vidas Pasadas. Con las técnicas y estrategias adecuadas, puedes guiar a tus clientes a un estado de trance que les permita explorar sus vidas pasadas de manera segura y beneficiosa. Recuerda siempre la importancia de la confianza, la comunicación y el respeto hacia las necesidades y creencias individuales de cada cliente. La hipnosis es una herramienta valiosa en la búsqueda de la exploración espiritual y la sanación holística.

Capítulo 16.

La exploración de las vidas pasadas

Cada vida es una oportunidad de aprendizaje y evolución para el alma, que lleva consigo las memorias, las emociones, las creencias y los karmas de sus encarnaciones previas. La terapia de vidas pasadas es una forma holística de terapia, que considera al ser humano como una unidad integrada por los planos físico, mental, emocional y espiritual. Por lo tanto, busca restablecer el equilibrio y la armonía entre estos niveles, respetando la individualidad y la libertad de cada persona.

En este capítulo, veremos algunos aspectos clave para realizar una exploración de las vidas pasadas de forma efectiva, segura y ética.

Criterios para seleccionar al cliente adecuado.

No todas las personas están preparadas o interesadas en realizar una exploración de sus vidas pasadas. Por ello, el terapeuta debe evaluar previamente al cliente potencial, para determinar si es apto para esta terapia y si tiene una motivación clara y legítima para hacerla.

Algunos de los criterios que se pueden utilizar para seleccionar al cliente adecuado son:

- Que tenga una mente abierta y receptiva a la posibilidad de la reencarnación, sin que ello suponga un conflicto con sus creencias religiosas o filosóficas.

- Que tenga una buena salud física y mental, sin padecer enfermedades graves, trastornos psiquiátricos, adicciones, o tendencias suicidas o violentas.
- Que tenga una capacidad de relajación, concentración, visualización e imaginación suficiente, para acceder y mantener el estado de regresión.
- Que tenga una actitud positiva, cooperativa, confiada y responsable, para seguir las instrucciones del terapeuta y participar activamente en el proceso.
- Que tenga un objetivo claro y específico para realizar la exploración, que sea coherente con su situación actual y con su proyecto de vida.
- Que tenga un consentimiento informado y voluntario, en el que se le expliquen los objetivos, los procedimientos, los beneficios, los riesgos y los límites de la terapia.

Pautas para preparar al cliente.

Una vez seleccionado el cliente, el terapeuta debe prepararlo adecuadamente, para garantizar el éxito y la seguridad de la terapia. Algunas de las pautas que se pueden seguir son:

- Establecer una relación de confianza y empatía con el cliente, creando un ambiente cómodo, tranquilo y privado, donde se sienta escuchado, respetado y apoyado.
- Informar al cliente sobre el desarrollo de la sesión, el tiempo estimado, el papel del terapeuta y del cliente, las posibles sensaciones y reacciones que pueda experimentar, y las medidas de seguridad y de emergencia que se tomarán en caso de necesidad.
- Explorar con el cliente su objetivo para la exploración, sus expectativas, sus temores, sus dudas, y sus hipótesis sobre sus vidas pasadas. Ayudarle a definir y a concretar su objetivo, y a eliminar o reducir los obstáculos que puedan interferir con el proceso.

- Instruir al cliente sobre las técnicas de relajación, respiración, visualización e imaginación que se utilizarán para inducir y mantener el estado de regresión. Practicar con él algunas de estas técnicas, para que se familiarice con ellas y las domine.
- Acordar con el cliente una señal o una palabra clave, que le permita entrar y salir del estado de regresión, así como un código de comunicación, que facilite el intercambio de información entre el terapeuta y el cliente durante la sesión.
- Recordar al cliente que tiene el control de la situación, que puede detener o modificar la sesión en cualquier momento, que no tiene que hacer nada que no quiera o que le incomode, y que el terapeuta está ahí para ayudarle y protegerle.

Sin embargo, la exploración de las vidas pasadas también puede tener algunos riesgos o complicaciones, si no se realiza de forma adecuada, segura y ética. Entre ellos, se encuentran:

- La confusión, la desorientación, o la disociación, al no poder distinguir entre la realidad actual y las escenas de las vidas pasadas, o al perder la conexión con el cuerpo, la mente, o el entorno presentes.
- La sugestión, la fantasía, o la manipulación, al creer o inventar escenas de las vidas pasadas que no son reales, o que responden a los deseos, las expectativas, o las influencias del terapeuta o del cliente.
- La dependencia, la adicción, o la evasión, al querer repetir o prolongar la experiencia de las vidas pasadas, sin tener en cuenta los objetivos, los límites, o las consecuencias de la terapia, o al escapar de los problemas, las responsabilidades, o las decisiones de la vida actual.

- La culpa, el miedo, o el rechazo, al revivir escenas traumáticas, violentas, o vergonzosas de las vidas pasadas, sin poder procesarlas, liberarlas, o perdonarlas, o al rechazar o negar aspectos de su alma, que le resultan inaceptables o incompatibles con su ser actual.
- La arrogancia, la soberbia, o la ilusión, al identificarse con personajes famosos, poderosos, o virtuosos de las vidas pasadas, sin tener pruebas, evidencias, o confirmaciones de ello, o al creerse superior, especial, o elegido por su origen o destino espiritual.

Formas de prevenir y resolver las posibles complicaciones.

Algunas precauciones que el terapeuta debe tomar para evitar o solucionar los problemas que puedan aparecer durante o después de la terapia de regresión son las siguientes:

- Seleccionar al cliente adecuado para esta terapia, evaluando su salud, su motivación, su capacidad, y su consentimiento.
- Preparar al cliente para la sesión, informándole, orientándole, instruyéndole, y acordando con él los aspectos clave del proceso.
- Inducir y mantener el estado de regresión de forma segura y efectiva, utilizando las técnicas más apropiadas para cada caso, y respetando el ritmo, el nivel, y la voluntad del cliente.
- Guiar al cliente a través de las escenas de sus vidas pasadas, haciéndole preguntas abiertas, neutrales, y pertinentes, y evitando las sugestiones, las interpretaciones, o las valoraciones personales.

- Ayudar al cliente a interpretar, a integrar, y a aplicar la información obtenida de sus vidas pasadas, relacionándola con su objetivo, su situación, y su proyecto de vida actuales, y dándole pautas, consejos, o ejercicios para su mejora o su bienestar.
- Cerrar la sesión de forma adecuada, sacando al cliente del estado de regresión, asegurándose de que está bien, resolviendo sus dudas, y haciendo un resumen o una valoración de la experiencia.
- Hacer un seguimiento del cliente, contactando con él después de la sesión, para conocer su estado, su evolución, y su satisfacción, y para ofrecerle apoyo, refuerzo, o nuevas sesiones, si fuera necesario.

Capítulo 17.

Viaje hacia tu vida pasada
- Una Meditación Guiada

Aquí tienes un ejemplo de cómo guiar una meditación para facilitar la TVP. Este método de regresión se recomienda usarlo a partir de la segunda o tercera sesión con el cliente, ya que se requiere que haya adquirido cierta práctica en los procesos de relajación, meditación y regresión.

Por supuesto, puedes modificar el texto de la regresión de acuerdo a tus necesidades y las del cliente. Si deseas escuchar una versión grabada de esta meditación, puedes visitar nuestro perfil en Youtube (Holos Arts Project) donde la encontrarás bajo el mismo nombre: Viaje hacia tu Vida Pasada – Una Meditación Guiada.

•••

Hola, y bienvenido a este viaje especial hacia el descubrimiento de tu vida pasada. Antes de comenzar, quiero felicitarte por dar este paso valiente hacia la exploración de tu alma y su viaje a través del tiempo. Esta experiencia es un regalo que te haces a ti mismo, un momento para conectar con las profundidades de tu ser.

Te invito a que encuentres un lugar cómodo donde puedas sentarte o recostarte sin ser interrumpido. Asegúrate de que tu entorno sea tranquilo y acogedor. Puedes utilizar almohadas o mantas para estar más cómodo.

Ahora, cierra los ojos suavemente y toma tres respiraciones profundas. Con cada inhalación, siente cómo el aire fresco llena tus pulmones, y con cada exhalación, libera cualquier tensión o preocupación.

Vamos a comenzar relajando cada parte de tu cuerpo. Pon atención en tus pies... siente cómo se relajan... Ahora, sube hacia tus tobillos, tus pantorrillas, tus rodillas... Siente cómo cada músculo se suelta y se relaja... Sube ahora hacia tus muslos, tu cadera, tu abdomen... Deja que cada respiración te lleve a un estado más profundo de relajación...

Concéntrate en tu pecho, tus hombros... Deja que se desprendan de cualquier peso... Relaja tus brazos, tus manos... Ahora, siente cómo la relajación sube por tu cuello, tu rostro, suavizando cada expresión... Hasta llegar a la coronilla de tu cabeza...

Ahora que tu cuerpo está relajado, imagina una luz suave y cálida que te envuelve. Esta luz es el vehículo que te llevará a través del tiempo y el espacio. Siente cómo te elevas, seguro y protegido en esta luz.

Estamos a punto de iniciar un viaje hacia una de tus vidas pasadas. Recuerda que este es un viaje seguro, un viaje de descubrimiento y comprensión. No hay nada que temer.

Visualiza ante ti un camino. Este camino representa tu viaje a través del tiempo. Empieza a caminar por él, con cada paso, siente cómo te alejas del presente y te adentras en el vasto océano del tiempo.

A lo lejos, empiezas a ver una luz, una puerta que se abre a otra época, otro lugar. Al acercarte, permítete ser llevado a través de esta puerta.

Ahora, te encuentras en otro tiempo, otro lugar. Mira a tu alrededor... ¿Qué ves? ¿Hay árboles, edificios, un desierto, un mar? Observa los colores, los sonidos, los olores...

Mira hacia abajo, hacia tus pies... ¿Qué llevas puesto? Lentamente, eleva tu mirada, observando tu vestimenta... Siente tu cuerpo... ¿Eres hombre o mujer? ¿Joven o viejo?

Explora este mundo... ¿Hay otras personas contigo? ¿Qué actividades están realizando? Deja que las escenas fluyan naturalmente...

Mientras exploras, busca una experiencia significativa en esta vida... Algo que te hable, que te enseñe... Puede ser un evento, una relación, un logro, o incluso un desafío... Tómate tu tiempo para vivir y entender esta experiencia...

Ahora, es momento de regresar a tu tiempo actual. Despídete de esta vida pasada con gratitud por las lecciones y experiencias compartidas.

Vuelve al camino de luz, camina de regreso a través de la puerta del tiempo... Siente cómo regresas al presente, llevando contigo la sabiduría y el conocimiento de esta experiencia.

Cuando te sientas listo, comienza a tomar consciencia de tu cuerpo. Mueve suavemente tus dedos de manos y pies. Respira profundamente y, cuando estés listo, abre tus ojos.

Tómate un momento para anotar cualquier experiencia, pensamiento o emoción que haya surgido durante esta meditación. Estas notas pueden ser valiosas para tu comprensión y crecimiento personal.

Recuerda que esta meditación es un viaje personal y único. Cada experiencia es válida y significativa. Te felicito por tu valentía y disposición para explorar las profundidades de tu ser.

Gracias por permitirme acompañarte en este viaje. Te deseo paz, comprensión y una profunda conexión con tu yo a través del tiempo.

Capítulo 18.

Resistencias: identificación y manejo

Las resistencias son una parte inevitable del proceso de regresión a vidas pasadas. Cada persona tiene su propia historia personal, sus propias creencias, sus propios miedos y sus propias expectativas. Estos elementos influyen en la forma en que percibimos y experimentamos la realidad presente y en la forma en que nos relacionamos con nuestro pasado. Por lo tanto, es normal que haya resistencias al momento de explorar nuestras vidas pasadas.

Algunas de las resistencias más comunes son las siguientes:

- **La resistencia al cambio:** muchas personas tienen dificultades para aceptar los cambios que implica la terapia de vidas pasadas. Puede haber miedo a lo desconocido, a lo diferente, a lo que pueda revelarnos sobre nosotros mismos o sobre nuestro propósito en esta vida. También puede haber resistencia al cambio porque nos aferramos a ciertos patrones o hábitos que nos resultan familiares y cómodos, aunque no sean saludables o satisfactorios.

- **La resistencia al dolor:** algunas personas evitan recordar o enfrentarse a las experiencias dolorosas o traumáticas que vivieron en sus vidas pasadas. Puede haber miedo al sufrimiento, al fracaso, al rechazo o a la pérdida. También puede haber resistencia al dolor porque nos sentimos culpables o avergonzados por lo que hicimos o dejamos de hacer en nuestras vidas anteriores.

- La resistencia al perdón: otras personas tienen dificultades para perdonarse a sí mismas o a los demás por los errores o daños causados en sus vidas pasadas. Puede haber resentimiento, ira, odio o rencor hacia nosotros mismos o hacia otras personas. También puede haber resistencia al perdón porque nos sentimos juzgados o condenados por nuestros actos pasados.

- La resistencia a la verdad: algunas personas no quieren reconocer ni asumir la verdad sobre sus vidas pasadas. Puede haber negación, racionalización, distorsión o manipulación de la información obtenida durante la regresión. También puede haber resistencia a la verdad porque nos cuesta aceptar nuestra responsabilidad por nuestras acciones pasadas.

Estas resistencias pueden manifestarse de diferentes formas durante el proceso de regresión. Algunas señales que pueden indicar una resistencia son las siguientes:

- Dificultad para entrar en un estado adecuado de relajación e hipnosis.
- Dificultad para mantener un nivel constante y profundo de memoria.
- Dificultad para acceder a ciertos recuerdos específicos o relevantes.
- Dificultad para expresar emociones asociadas a los recuerdos.
- Dificultad para integrar los recuerdos a la vida actual.
- Dificultad para aplicar los aprendizajes obtenidos durante la regresión.

Ante estas señales, es importante identificar y manejar las resistencias para poder avanzar con el proceso terapéutico. A continuación, le presento algunas estrategias que pueden ayudarte a superar o resolver las resistencias:

Establecimiento de un entorno seguro: La confianza es la clave. Es fundamental crear un entorno donde el paciente se sienta seguro y apoyado. Esto se logra a través de una comunicación abierta y una actitud empática.

Trabajo con el miedo: Al abordar el miedo, utilizo una técnica que denomino 'dialogar con el miedo'. Invito al paciente a expresar sus temores y juntos exploramos sus orígenes. Esto nos permite desarmarlos y entenderlos mejor.

Manejo del escepticismo: Enfrentar el escepticismo con paciencia y comprensión. A menudo, un enfoque gradual y sin presiones puede ayudar a que el paciente se abra a la experiencia.

Conexión emocional: Fomentar la conexión emocional puede requerir tiempo. Técnicas como la meditación y la visualización guiada pueden ser útiles para ayudar a los pacientes a conectarse con sus emociones.

Para ilustrar lo que te he dicho, te voy a contar una anécdota personal. Hace unos años, tuve una sesión de regresión con una mujer que quería recordar una vida pasada en la que había sido bruja. Ella tenía una gran curiosidad y fascinación por el tema de la brujería y sentía que tenía una conexión especial con esa vida. Sin embargo, cuando empezamos la regresión, se encontró con una gran resistencia. No podía ver nada, solo oscuridad. No podía sentir nada, solo vacío. No podía oír nada, solo silencio. Era como si hubiera una barrera invisible que le impedía acceder a esa vida.

Le pregunté qué creía que estaba pasando y me dijo que tenía miedo. Miedo de lo que podía encontrar en esa vida. Miedo de lo que había hecho o sufrido en esa vida. Miedo de lo que esa vida podía significar para ella la actual. Le dije que entendía su miedo y que era normal sentirlo. Le dije que no estaba sola y que yo estaba ahí para ayudarla. Le dije que confiara en sí misma y en su memoria. Le dije que respirara profundamente y que se relajara. Le dije que se imaginara que la barrera se disolvía y que la luz entraba en su mente. Le dije que se dejara llevar por el flujo de su memoria y que me contara lo que veía.

Poco a poco, la mujer empezó a ver imágenes de su vida pasada. Me contó que había sido una bruja en la Edad Media, que vivía en un bosque y que practicaba la magia natural. Me contó que había sido feliz y libre, que había ayudado a muchas personas con sus conocimientos y sus poderes. Me contó que había tenido un amor y que había sido madre. Me contó que había sido perseguida y acusada de herejía por la Inquisición. Me contó que había sido torturada y quemada en la hoguera. Me contó que había muerto con dignidad y valentía, sin renunciar a su esencia ni a su fe.

La mujer lloró y se emocionó al recordar su vida pasada. Yo la acompañé y la consolé. Le dije que había hecho un gran trabajo y que había superado su resistencia. Le dije que había sanado y liberado una parte de su alma que estaba atrapada en el dolor y el miedo. Le dije que esa vida pasada era parte de su historia, pero no de su destino. Le dije que podía aprender de ella, pero no dejar que la condicionara. Le dije que podía honrarla, pero no idealizarla. Le dije que podía amarla, pero no aferrarse a ella.

Para concluir el capítulo, te diré que esta anécdota me enseñó mucho sobre el poder de la memoria y el valor de la aceptación. Me enseñó que todos tenemos vidas pasadas, pero no todas son fáciles de recordar o de asimilar. Me enseñó que a veces necesitamos ayuda adicional para acceder a ellas y para integrarlas en nuestra vida presente. Me enseñó que recordar nuestras vidas pasadas no es un fin en sí mismo, sino un medio para conocernos mejor y para crecer como personas.

Como terapeutas de Vidas Pasadas, nuestro rol va más allá de ser meros guías en la regresión. Somos facilitadores de un viaje espiritual y emocional. Identificar y manejar las resistencias es una parte esencial de este proceso. Al hacerlo, no solo ayudamos a nuestros pacientes a acceder a sus vidas pasadas, sino también a enfrentar y sanar aspectos profundos de su ser presente.

Capítulo 19.

Emociones: identificación y manejo

En el fascinante camino de la Terapia de Vidas Pasadas, los terapeutas nos encontramos constantemente con un espectro amplio y profundo de emociones. Cada sesión es un viaje único, tanto para el paciente como para el terapeuta, y el manejo adecuado de las emociones que emergen es esencial.

Las emociones son estados que generan cambios físicos tanto a nivel interno (cambios fisiológicos), como a nivel externo (gestos), y consecuencias externas (nuestros actos). Las emociones son universales y tienen una base biológica, pero también están influidas por nuestra cultura, nuestra educación y nuestras experiencias personales.

Las emociones se pueden clasificar según su intensidad en cuatro niveles: básico, moderado, intenso y extremo.

El nivel básico corresponde a las emociones más simples y comunes, como la alegría, la tristeza o el miedo.

El nivel moderado se refiere a las emociones que tienen un grado medio de intensidad, como la sorpresa, el asco o la ira.

El nivel intenso se relaciona con las emociones que tienen una alta intensidad, pero una corta duración, como el amor o el odio.

El nivel extremo se asocia con las emociones que tienen una baja intensidad pero una larga duración, como la culpa o el arrepentimiento.

Las emociones también se pueden clasificar según su naturaleza en dos tipos: positivas y negativas.

Las emociones positivas son aquellas que nos hacen sentir bienestar, satisfacción o placer. Algunos ejemplos son la alegría, el amor o la gratitud.

Las emociones negativas son aquellas que nos hacen sentir malestar, insatisfacción o dolor. Algunos ejemplos son la tristeza, el miedo o la ira.

Las emociones negativas pueden surgir durante la regresión a vidas pasadas cuando recordamos situaciones traumáticas o dolorosas que vivimos en otras encarnaciones. Estas situaciones pueden estar relacionadas con nuestro propósito de vida actual o con algún conflicto interno que debemos resolver. Algunas de estas situaciones pueden ser:

- Haber sufrido abuso físico o sexual en alguna vida.
- Haber sido víctima de violencia doméstica o social en alguna vida.
- Haber padecido enfermedades graves o incurables en alguna vida.
- Haber perdido seres queridos por muerte prematura en alguna vida.
- Haber cometido actos inmorales o crueles en alguna vida.
- Haber tenido dificultades para expresar nuestros sentimientos o necesidades en alguna vida.

Regulación y procesamiento de emociones.

El procesamiento de emociones es quizás el aspecto más crucial de la Terapia de Vidas Pasadas. Aquí es donde los terapeutas holísticos y conscientes del aspecto espiritual del ser humano desempeñan un papel vital. Es importante guiar a los pacientes a través de sus emociones, ayudándoles a entender y, finalmente, integrar estas experiencias en su vida actual.

1. **Validación:** Reconocer y validar la emoción del paciente es el primer paso hacia su procesamiento.

2. **Comprensión: Ayudar al paciente a entender la fuente y el significado de su emoción.**

3. **Integración:** Facilitar la integración de la experiencia emocional en la vida actual del paciente.

4. **Técnicas de liberación:** Utilizar técnicas como la respiración consciente, visualización, y afirmaciones positivas para ayudar en la liberación y procesamiento de emociones.

Para identificar las emociones, el terapeuta debe estar atento a las señales verbales y no verbales que el paciente emite durante la regresión. Algunas de estas señales son:

- **El tono y el volumen de la voz:** pueden indicar el grado de intensidad y el tipo de emoción que el paciente está sintiendo. Por ejemplo, una voz alta y aguda puede indicar miedo o ira, mientras que una voz baja y suave puede indicar tristeza o amor.

- **El lenguaje corporal:** puede indicar el estado de ánimo y la actitud del paciente hacia la situación que está recordando. Por ejemplo, un cuerpo tenso y encogido puede indicar miedo o culpa, mientras que un cuerpo relajado y abierto puede indicar alegría o amor.

- **La respiración:** puede indicar el nivel de ansiedad o calma que el paciente está experimentando. Por ejemplo, una respiración rápida y superficial puede indicar miedo o ira, mientras que una respiración lenta y profunda puede indicar tristeza o amor.

- **La expresión facial:** puede indicar la emoción específica que el paciente está sintiendo. Por ejemplo, una cara de sorpresa puede indicar sorpresa, una cara de asco puede indicar asco, una cara de enfado puede indicar ira, una cara de llanto puede indicar tristeza, una cara de sonrisa puede indicar alegría, y una cara de mirada fija puede indicar amor.

LA TÉCNICA DE CONEXIÓN A TIERRA 5-4-3-2-1: EL ANCLA EN LA TORMENTA.

La técnica de conexión a tierra 5-4-3-2-1 es una herramienta simple pero poderosa diseñada para regresar al momento presente y controlar las emociones abrumadoras, la ansiedad y el estrés. Es un ancla eficaz que te saca de tus pensamientos acelerados y te conecta con el mundo tangible que te rodea.

Paso 1: 5 cosas que puedes ver.

Comienza reconociendo cinco cosas que puedas ver. Mira a tu alrededor y observa detalles que normalmente podrías pasar por alto. ¿Son los colores vibrantes de una flor? ¿Los patrones intrincados en una obra de arte? ¿O simplemente la luz natural que se filtra por la ventana? Presta mucha atención a cada detalle, permitiendo que tus ojos absorban completamente el paisaje visual que te rodea.

Paso 2: 4 cosas que puedes tocar.

A continuación, lleva tu consciencia al sentido del tacto. Identifica cuatro cosas que puedas sentir físicamente. ¿Es la superficie lisa de tu teléfono, la textura suave de tu ropa o el calor de tu taza de té? Tómate tu tiempo para explorar las sensaciones que aporta cada objeto, centrándote únicamente en la experiencia táctil.

Paso 3: 3 cosas que puedes escuchar.

Ahora, cambia tu atención al sentido del oído. Escucha atentamente e identifica tres sonidos que puedas escuchar. ¿Es el canto de los pájaros, el suave zumbido de tu computadora o el parloteo distante de la gente afuera? Permítete estar completamente presente en el paisaje sonoro que te rodea, notando los diferentes tonos y alturas.

Paso 4: 2 cosas que puedes oler.

A continuación, explora tu sentido del olfato. Identifica dos cosas que puedas oler en tu entorno inmediato. ¿Es el aroma del café recién hecho, el aroma de tu loción favorita o incluso el sutil olor a lluvia en el aire? Respira profundamente y permite que la fragancia llene tus sentidos, conectándote en el momento presente.

Paso 5: 1 cosa que puedes probar.

Finalmente, lleva tu consciencia al sentido del gusto. Identifica una cosa que puedas saborear. ¿Es el dulzor persistente de una fruta, el sutil sabor salado de tu almuerzo o incluso simplemente el sabor de tu propia saliva? Saborea la experiencia gustativa, permitiendo que se registre plenamente en tu consciencia.

La belleza de la técnica 5-4-3-2-1 reside en su sencillez. No requiere equipo ni preparación especial, por lo que estará disponible para ti en cualquier momento en que te sientas abrumado o desconectado del presente. Ya sea que estés experimentando ansiedad, estrés o simplemente buscando un momento de calma, esta técnica puede ser tu ancla, devolviéndote a la estabilidad y seguridad del momento presente.

Las emociones en la Terapia de Vidas Pasadas son tan variadas como las vidas mismas. Como terapeutas, nuestro papel es guiar con cuidado y compasión a nuestros pacientes a través de estas emociones, asegurando que cada experiencia contribuya a su crecimiento y bienestar. Recordemos siempre que cada emoción, ya sea de alegría o dolor, es una oportunidad para la sanación y el entendimiento profundo del alma.

Capítulo 20.

La disociación

La disociación es un fenómeno psicológico que consiste en la desconexión entre los pensamientos, las emociones, la memoria, la identidad y la realidad. Es una forma de escapar o protegerse de situaciones que nos resultan demasiado dolorosas, estresantes o amenazantes. La disociación puede ser normal y pasajera, como cuando nos perdemos en nuestros propios pensamientos o cuando soñamos despiertos. Pero también puede ser patológica y severa, como cuando no sabemos distinguir entre lo que es real y lo que no, o cuando tenemos múltiples personalidades.

En este capítulo vamos a ver qué es la disociación y cómo se manifiesta en la terapia de vidas pasadas. También vamos a conocer los diferentes grados de disociación que existen y cómo se pueden medir y controlar.

¿QUÉ ES LA DISOCIACIÓN?

La disociación es un mecanismo de defensa o adaptación que tiene nuestro cerebro para desconectarnos de la realidad cuando esta nos supera o nos amenaza. Se activa en momentos de estrés extremo, como el abuso, el trauma, la guerra o el accidente. Nuestro cerebro consigue desconectar de aquello que nos desborda para poder sobrevivir.

Cuando estamos en un estado de disociación, perdemos el contacto con nosotros mismos y con nuestro entorno. No sentimos emociones intensas ni recordamos lo que sucede a nuestro alrededor. Nos sentimos como si estuviéramos fuera de nuestro cuerpo o como si fueran otras personas las que actúan por nosotros.

La disociación puede afectar a diferentes aspectos de nuestra vida:

- **A nuestra memoria:** podemos olvidar hechos importantes o períodos enteros de nuestra vida.

- **A nuestra identidad:** podemos cambiar nuestra personalidad, nuestros gustos, nuestros valores o nuestras creencias.

- **A nuestra percepción:** podemos confundir lo real con lo imaginario, lo pasado con el presente o lo propio con el ajeno.

- **A nuestro comportamiento:** podemos actuar sin pensar, sin controlar nuestras acciones o sin tener consciencia de ellas.

La disociación puede tener diferentes grados según su intensidad y su duración:

- **Disociación leve:** es una forma normal e involuntaria de desconectar temporalmente de una situación estresante. Por ejemplo, cuando estamos distraídos por algo que nos interesa más que lo que está pasando a nuestro alrededor.

- **Disociación moderada:** es una forma más frecuente e involuntaria de desconectar parcialmente de una situación traumática. Por ejemplo, cuando tenemos pesadillas recurrentes sobre algo que nos ha ocurrido en el pasado.

- **Disociación severa:** es una forma grave e involuntaria de desconectar totalmente de una situación abrumadora. Por ejemplo, cuando no reconocemos a las personas que nos rodean ni sabemos quiénes somos nosotros mismos.

Manifestaciones de la disociación en la terapia.

Durante una sesión de regresión, la disociación puede presentarse de diversas formas. Algunos pacientes reportan sentirse como espectadores de sus propias experiencias pasadas, mientras que otros se sienten completamente inmersos en ellas, perdiendo temporalmente el contacto con el presente. Aquí, el terapeuta actúa como un ancla, asegurándose de que el paciente pueda navegar por estas aguas con seguridad y propósito.

Medición y control de la disociación

Medir la disociación puede ser más un arte que una ciencia. Como terapeutas, debemos estar atentos a las señales verbales y no verbales de nuestros pacientes. El tono de voz, la expresión facial y el lenguaje corporal son indicadores clave del nivel de disociación.

El control de la disociación es esencial. Demasiada puede ser abrumadora para el paciente, mientras que muy poca puede hacer que la sesión sea menos efectiva. Utilizamos técnicas de anclaje, como la respiración consciente o la visualización, para ayudar a los pacientes a mantener el equilibrio adecuado.

Recuerdo una sesión con una paciente, a quien llamaremos "Elena". Durante una regresión, Elena experimentó una disociación profunda. Se encontró en la piel de un marinero del siglo XVIII, enfrentando una tormenta feroz. Su conexión con el presente se desvaneció casi por completo. Fue un momento tenso, pero a través de un diálogo cuidadoso y técnicas de anclaje, pudimos guiar a Elena de vuelta a una disociación moderada, donde pudo procesar y aprender de esa experiencia pasada sin sentirse abrumada.

La disociación, cuando se comprende y se maneja con habilidad, puede ser una herramienta poderosa en la terapia de vidas pasadas. Permite a los pacientes acceder y explorar profundamente sus experiencias pasadas, pero siempre con un pie en el presente. Como terapeutas, nuestro rol es guiarlos a través de este delicado equilibrio, asegurando que la experiencia sea segura, controlada y, sobre todo, terapéutica.

Capítulo 21.

La empatía

La empatía es una de las habilidades más importantes que debe tener un terapeuta de vidas pasadas. ¿Qué es la empatía y cómo se desarrolla en la terapia de vidas pasadas? ¿Qué beneficios tiene la empatía para el terapeuta y el cliente? ¿Cómo se puede cultivar y expresar la empatía?

La empatía es la capacidad de comprender las emociones y los sentimientos de otra persona, basada en el reconocimiento del otro como similar, es decir, como un individuo similar con mente propia. Por eso es vital para la vida social.

La empatía implica el desarrollo de habilidades y valores como la escucha atenta, la comprensión, la solidaridad y la tolerancia. La empatía genera lazos saludables y relaciones respetuosas que contribuyen a la armonía social.

En la terapia de vidas pasadas, la empatía es fundamental para establecer una conexión emocional con el cliente, facilitar su proceso de sanación y ayudarlo a encontrar su propósito de vida.

¿CÓMO SE DESARROLLA LA EMPATÍA EN LA TERAPIA DE VIDAS PASADAS?

La empatía se puede desarrollar en la terapia de vidas pasadas mediante diferentes estrategias, tales como:

- **Prepararse adecuadamente para cada sesión**. Esto implica investigar sobre el caso del cliente, sus antecedentes personales, familiares y espirituales, sus creencias sobre las vidas pasadas, sus objetivos y expectativas. También implica tener una actitud abierta, curiosa y respetuosa hacia el cliente, sin prejuicios ni juicios.

- Escuchar activamente al cliente. Esto implica prestar atención a lo que dice el cliente, tanto verbal como no verbalmente. También implica mostrar interés por su historia, sus experiencias, sus emociones y sus necesidades. Además, implica dar feedback al cliente mediante gestos o palabras que indiquen que se está siguiendo su relato.

- Interpretar las señales no verbales del cliente. Esto implica comprender los mensajes transmitidos por el lenguaje corporal del cliente, como los gestos faciales, los movimientos oculares, las expresiones faciales o el tono de voz. También implica tener en cuenta otros factores que pueden influir en las señales no verbales del cliente, como el contexto cultural o social.

- Mostrar comprensión al cliente. Esto implica validar sus emociones y sentimientos ante lo que le ocurre en su vida actual o en sus vidas pasadas. También implica reconocer su punto de vista y respetar su forma de ver las cosas. Además, implica ofrecerle apoyo emocional si lo necesita.

- Prestar ayuda emocional al cliente si es necesario. Esto implica intervenir cuando el cliente muestra dificultades para superar algún problema o conflicto derivado de alguna vida pasada. También implica orientarlo hacia recursos o herramientas que le puedan servir para mejorar su situación actual o futura.

¿Qué beneficios tiene la empatía para el terapeuta y el cliente?

La empatía tiene múltiples beneficios tanto para el terapeuta como para el cliente en la terapia de vidas pasadas. Algunos de estos beneficios son:

- Mejora la calidad del servicio profesional ofrecido por el terapeuta.
- Favorece una relación más cercana y confiable entre el terapeuta y el cliente.
- Facilita un proceso más efectivo e integrador entre las diferentes etapas o fases de la terapia.
- Aumenta la satisfacción y fidelización del cliente con respecto al servicio recibido.
- Contribuye al bienestar personal y profesional del terapeuta.

Recuerdo un caso que me ocurrió hace unos años. Una clienta, a la que llamaré Ana, vino a mí con un miedo intenso al agua. Durante una sesión, Ana recordó una vida pasada en la que había perecido en un naufragio. Mientras ella narraba su experiencia, yo me permití sentir su miedo y desesperación como si fueran míos. Esta sintonización empática no solo me ayudó a guiarla a salir de su trauma sino que también fortaleció la conexión terapéutica entre nosotras.

La empatía es el corazón de la terapia de vidas pasadas. Nos permite conectar con nuestros clientes de una manera profunda y significativa, facilitando no solo su sanación sino también nuestro crecimiento como terapeutas. Recordemos siempre que cada sesión es una oportunidad para fortalecer esta habilidad esencial, y que en el acto de comprender profundamente a otro ser humano, nos transformamos y enriquecemos también.

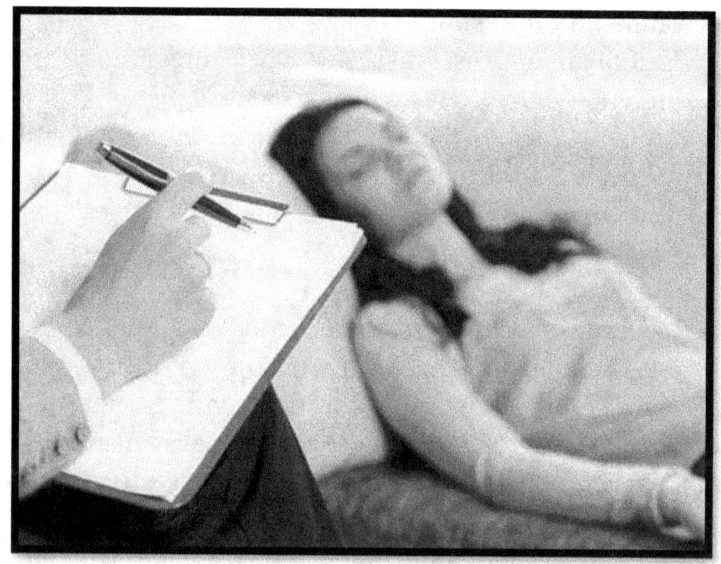

Capítulo 22.

La transferencia

La transferencia es un fenómeno psicológico que se produce cuando una persona proyecta sobre otra los sentimientos, emociones, deseos o expectativas que tiene hacia una tercera persona, generalmente alguien significativo en su vida pasada o presente. La transferencia puede ser positiva o negativa, dependiendo de si la proyección es favorable o desfavorable para la relación terapéutica.

La transferencia se da en la terapia de vidas pasadas cuando el paciente revive una escena de una vida anterior en la que tuvo una relación importante con alguien que se parece o se asocia con el terapeuta.

Los tipos de transferencia más comunes en la terapia de vidas pasadas son:

- **Transferencia positiva:** El paciente siente afecto, admiración, confianza o gratitud hacia el terapeuta, debido a que lo identifica con una figura positiva de su pasado. Esto puede facilitar la alianza terapéutica y el proceso de sanación, siempre y cuando el paciente no idealice al terapeuta ni dependa de él de forma excesiva.

- **Transferencia negativa:** El paciente siente rechazo, hostilidad, desconfianza o resentimiento hacia el terapeuta, debido a que lo asocia con una figura negativa de su pasado. Esto puede dificultar la comunicación y la cooperación entre ambos, y generar resistencia o sabotaje al tratamiento, si el paciente no reconoce ni expresa sus sentimientos negativos.

- Transferencia erótica: El paciente siente atracción sexual o amorosa hacia el terapeuta, debido a que lo relaciona con un antiguo amante o pareja de su pasado. Esto puede generar confusión, vergüenza, culpa o ansiedad en el paciente, y poner en riesgo la ética y la profesionalidad del terapeuta, si no se maneja con cuidado y respeto.

- Transferencia espiritual: El paciente siente una conexión espiritual o mística con el terapeuta, debido a que lo percibe como un guía, un maestro o un alma gemela de su pasado. Esto puede enriquecer la experiencia terapéutica y el crecimiento personal del paciente, siempre y cuando no se confunda con una relación de dependencia o sumisión.

Para reconocer y manejar la transferencia en la terapia de vidas pasadas, el terapeuta debe estar atento a las señales verbales y no verbales que emite el paciente, así como a sus propias reacciones y sentimientos hacia él. El terapeuta debe ser consciente de que la transferencia es una oportunidad para explorar y resolver los conflictos o traumas que el paciente tiene pendientes con las personas de su pasado, y que su rol es el de facilitar ese proceso, no el de involucrarse emocionalmente con el paciente.

El terapeuta debe mantener una actitud de empatía, respeto, honestidad y claridad con el paciente, y establecer unos límites y unas normas claras para la relación terapéutica. El terapeuta debe ayudar al paciente a tomar consciencia de la transferencia, a expresar sus sentimientos y a diferenciar entre el pasado y el presente, entre la realidad y la fantasía, entre el terapeuta y la persona con la que lo identifica. El terapeuta debe ayudar al paciente a integrar y a liberar las emociones que surgen de la transferencia, y a aprender de las lecciones que le ofrece su pasado.

Para ilustrar mejor estos conceptos, voy a compartir una anécdota de mi experiencia como terapeuta de vidas pasadas. Una paciente llamada "Paula" acudió a mi consulta porque quería encontrar su propósito de vida. En una de las sesiones, regresó a una vida en la que fue una monja que dedicó su vida a la oración y al servicio. Durante la regresión, se dio cuenta de que yo era una madre superiora que la guiaba y la apoyaba en su camino místico. Esto provocó una transferencia espiritual, y Paula empezó a sentirse conectada y agradecida hacia mí. Yo le expliqué que lo que sentía era válido, pero que no implicaba una dependencia o una sumisión hacia mí, sino una colaboración y una armonía en la vida actual. Le ayudé a expresar su gratitud sin sumisión, y a reconocerme como dentro de su grupo familiar de almas, y a entender que nuestra misión en esa vida era aprender a servir y a iluminar. Paula logró encontrar su propósito de vida, reconoció su transferencia hacia mí, y terminó su terapia con éxito.

Estas son solo algunas de las muchas situaciones que pueden surgir en la terapia de vidas pasadas, y que requieren de un manejo adecuado de la transferencia. La transferencia es un fenómeno natural e inevitable, que puede ser una fuente de problemas o de oportunidades, dependiendo de cómo se aborde.

El terapeuta debe estar preparado para enfrentar la transferencia con profesionalidad, ética y sensibilidad, y el paciente debe estar dispuesto a trabajar la transferencia con honestidad, confianza y apertura. Así, la transferencia puede convertirse en un instrumento de sanación y de transformación, tanto para el paciente como para el terapeuta.

Capítulo 23.

La contratransferencia

La contratransferencia tiene que ver con los sentimientos e ideas que el propio analista proyecta sobre los pacientes a partir de sus experiencias pasadas, de manera inconsciente. La contratransferencia puede ser positiva o negativa, dependiendo de cómo afecte al proceso terapéutico y al vínculo entre el terapeuta y el paciente. Una contratransferencia positiva puede favorecer la empatía, la comprensión y la confianza entre ambos. Una contratransferencia negativa puede generar resistencia, malestar y ruptura en la relación.

Para prevenir y resolver la contratransferencia negativa, es importante que tanto el terapeuta como el paciente sean conscientes de ella y la reconozcan como tal. El terapeuta debe estar atento a sus propios sentimientos e impulsos hacia el paciente y tratar de identificarlos y analizarlos.

También es fundamental que ambos mantengan una actitud profesional, cordial y amigable durante la terapia. El terapeuta debe respetar los límites del rol profesional y evitar involucrarse sentimentalmente con el paciente.

Formas de contratransferencia.

1. **Emocional:** Cuando el terapeuta se siente triste, alegre, enojado o temeroso en respuesta a las emociones del paciente.

2. **Identificativa**: Ocurre cuando el terapeuta se identifica con el paciente o con alguien de su historia de vidas pasadas.
3. **Contratransferencia positiva y negativa:** Se refiere a cuando el terapeuta siente una afinidad excesiva (positiva) o rechazo (negativa) hacia el paciente.

Prevención y resolución.

1. **Autoconocimiento:** El terapeuta debe emprender un viaje constante de autoconocimiento y autocuración. Hacer terapia para uno mismo es esencial. Recordemos que no podemos guiar a otros en caminos que nosotros mismos no hemos recorrido.
2. **Supervisión y formación continua:** La mentoría y la supervisión regular por parte de colegas experimentados son cruciales. La formación continua, asistiendo a talleres y seminarios, también es indispensable.
3. **Técnicas de Grounding y centrado:** Antes y después de cada sesión, es vital practicar técnicas que nos anclen al momento presente y nos centren. Esto nos ayuda a separar nuestras experiencias de las de nuestros pacientes.
4. **Diario de contratransferencia:** Llevar un registro de nuestras respuestas emocionales y pensamientos durante las sesiones puede ser muy revelador y terapéutico.

Recuerda que la contratransferencia es un fenómeno natural e inevitable en toda relación humana, y que puede ser una fuente de aprendizaje y crecimiento tanto para el terapeuta como para el paciente. Lo importante es ser consciente de ella, reconocerla y manejarla adecuadamente, con respeto, honestidad y profesionalismo.

Capítulo 24.

La proyección

La proyección es un fenómeno psicológico que consiste en atribuir a otras personas o cosas las propias características, sentimientos, pensamientos o deseos, sin tenerlos realmente. Es una forma de defensa inconsciente que nos ayuda a evitar enfrentarnos a nuestros conflictos internos o a las amenazas externas que nos resultan inaceptables o angustiantes.

En la terapia de vidas pasadas, la proyección puede ser un mecanismo muy útil para acceder al inconsciente del paciente y comprender mejor sus problemas actuales. Algunas personas pueden proyectar sus recuerdos de vidas pasadas sobre otras personas o situaciones del presente, creando así una conexión emocional o una identificación inconsciente. Por ejemplo, alguien que ha vivido una vida pasada como un guerrero puede sentirse agresivo o violento con ciertas personas o grupos en su vida actual; alguien que ha vivido una vida pasada como un artista puede sentirse creativo o inspirado con ciertas actividades; alguien que ha vivido una vida pasada como un líder puede sentirse autoritario o dominante en algunas situaciones en su vida actual.

La proyección también puede ser un mecanismo peligroso si se produce de forma excesiva o descontrolada. Algunas personas pueden proyectar sus propios defectos, carencias, miedos o traumas sobre otras personas u objetos del presente, generando así una imagen distorsionada de la realidad y una falta de empatía. Por ejemplo, alguien que tiene baja autoestima puede proyectar sus sentimientos negativos de sí mismo sobre los demás; alguien que tiene dificultades para expresar sus emociones puede proyectar sus impulsos agresivos sobre los objetos; alguien que tiene problemas para aceptarse a sí mismo puede proyectar sus culpas sobre los demás.

¿Cómo se produce la proyección en la Terapia de Vidas Pasadas?

La proyección puede producirse cuando el paciente entra en contacto con sus recuerdos de vidas pasadas durante la sesión terapéutica. Estos recuerdos pueden ser más claros y vívidos debido al estado de consciencia inducido por la hipnosis u otras técnicas. El paciente puede entonces reconocer algunos rasgos físicos, emocionales, mentales o espirituales que le resultan familiares o significativos para él.

Sin embargo, estos rasgos no son los mismos que los del paciente con su personalidad actual. Son solo reflejos parciales y condicionados por el contexto histórico y cultural en el que se desarrollaron las vidas pasadas. Por lo tanto, el paciente debe interpretar estos rasgos desde una perspectiva holística e integradora, teniendo en cuenta también otros aspectos como el propósito vital, las lecciones aprendidas y las conexiones con otras vidas.

El terapeuta debe ayudar al paciente a hacer esta interpretación adecuada y a evitar caer en la trampa de la proyección. Para ello, debe utilizar algunas estrategias como preguntar al paciente:

- Sobre las características físicas del recuerdo: ¿cómo era su cuerpo? ¿qué color tenía su piel? ¿qué tipo de ropa llevaba? ¿qué accesorios tenía? ¿qué cicatrices tenía? Estas preguntas pueden ayudar al paciente a diferenciar entre lo propio y lo ajeno.
- Sobre las características emocionales del recuerdo: ¿cómo se sentía? ¿qué emociones experimentaba? ¿qué

sensaciones tenía? ¿qué pensamientos tenía? Estas preguntas pueden ayudar al paciente a diferenciar entre lo propio y lo ajeno.

- Sobre las características mentales del recuerdo: ¿cómo era su personalidad? ¿qué valores tenía? ¿qué creencias tenía? ¿qué habilidades tenía? Estas preguntas pueden ayudar al paciente a diferenciar entre lo propio y lo ajeno.
- Sobre las características espirituales del recuerdo: ¿cómo era su relación con Dios? ¿con otros seres espirituales? ¿con el universo? Estas preguntas pueden ayudar al paciente a diferenciar entre lo propio y lo ajeno.
- Comparar al paciente con el personaje del recuerdo: ¿qué similitudes y diferencias hay entre ellos? ¿qué aspectos se han mantenido y cuáles han cambiado? ¿qué aspectos se han mejorado y cuáles se han empeorado? Estas preguntas pueden ayudar al paciente a reconocer su evolución y su aprendizaje.
- Validar al paciente y al personaje del recuerdo: ¿qué cualidades y defectos tienen ambos? ¿qué logros y fracasos han tenido ambos? ¿qué necesidades y deseos tienen ambos? Estas preguntas pueden ayudar al paciente a aceptar y valorar tanto a sí mismo como al otro.
- Integrar al paciente y al personaje del recuerdo: ¿qué lecciones puede extraer el paciente de su experiencia pasada? ¿qué recursos puede utilizar el paciente de su vida pasada? ¿qué metas puede plantearse el paciente para su vida presente? Estas preguntas pueden ayudar al paciente a integrar y aplicar lo aprendido en su vida actual.

La proyección es un fenómeno psicológico que puede ser tanto un recurso como un obstáculo en la terapia de vidas pasadas. El terapeuta debe saber cómo utilizarla, detectarla y corregirla de forma adecuada, para ayudar al paciente a comprender, aceptar e integrar sus experiencias pasadas y presentes, y a mejorar su calidad de vida y su desarrollo personal y espiritual.

Capítulo 25.

Los traumas: identificación y manejo

En las vidas pasadas, así como en esta vida, podemos experimentar traumas de todo tipo. Estos traumas pueden tener un impacto profundo en nuestra psique, nuestro cuerpo y nuestra alma. Pueden causarnos dolor, sufrimiento, miedo y ansiedad. Pueden limitar nuestras posibilidades de crecimiento y realización.

En este capítulo, exploraremos qué son los traumas en las vidas pasadas, cuáles son los eventos, circunstancias y consecuencias que pueden constituirlos, y cómo podemos enfrentarlos, sanarlos y liberarnos de ellos.

¿QUÉ SON LOS TRAUMAS EN LAS VIDAS PASADAS?

Los traumas en las vidas pasadas son experiencias que nos causaron mucho dolor, sufrimiento o miedo. Pueden ser experiencias físicas, como la violencia, el abuso o la muerte. También pueden ser experiencias emocionales, como la pérdida, el abandono o el rechazo.

Estos traumas pueden dejar una huella profunda en nuestra psique. Pueden causarnos bloqueos emocionales, creencias limitantes y problemas psicológicos. También pueden afectar nuestra salud física, causándonos enfermedades o dolencias.

Eventos, circunstancias y consecuencias de los traumas en las vidas pasadas.

Los eventos, circunstancias y consecuencias que pueden constituir traumas en las vidas pasadas son muy variados. Algunos ejemplos comunes incluyen:

Violencia física: ser asesinado, herido, torturado o abusado físicamente.

Abuso emocional: ser maltratado, humillado, abandonado o rechazado.

Pérdida: la muerte de un ser querido, la pérdida de una relación o la pérdida de un hogar.

Guerra: la experiencia de la guerra, la violencia y la muerte.

Catástrofes naturales: la experiencia de un terremoto, un tsunami, un huracán o una inundación.

Estos eventos pueden tener consecuencias profundas en nuestra psique. Pueden causarnos:

Dolor emocional: tristeza, rabia, miedo, culpa, vergüenza.

Bloqueos emocionales: incapacidad para sentir emociones, expresar emociones o confiar en los demás.

Creencias limitantes: creencias de que no somos dignos de amor, felicidad o éxito.

Problemas psicológicos: depresión, ansiedad, estrés postraumático, trastornos de la personalidad.

Problemas físicos: enfermedades crónicas, dolores crónicos, trastornos del sueño.

Cómo enfrentar, sanar y liberarse de los traumas en las vidas pasadas.

El proceso de enfrentar, sanar y liberarse de los traumas en las vidas pasadas puede ser largo y desafiante. Sin embargo, es un proceso que puede traernos mucho beneficio.

El primer paso es identificar los traumas que estamos experimentando. Esto puede hacerse a través de la regresión a vidas pasadas, la terapia de sueños o otras técnicas de sanación espiritual.

Una vez que hemos identificado los traumas, podemos comenzar a sanarlos. Esto puede hacerse a través de un proceso de autoexploración, en el que nos conectamos con nuestras emociones y creencias relacionadas con los traumas.

El proceso de sanación puede incluir los siguientes pasos:

Aceptación: aceptar que los traumas sucedieron y que no podemos cambiarlos.

Compasión: sentir compasión por nosotros mismos y por las personas que nos causaron daño.

Perdón: perdonar a las personas que nos causaron daño.

Sanación: liberarnos de las emociones y creencias negativas relacionadas con los traumas.

Es importante tener en cuenta que el proceso de sanación de los traumas puede ser largo y desafiante. No hay una fórmula mágica para sanar los traumas. Sin embargo, la labor de los terapeutas holísticos que trabajan con vidas pasadas consiste en ayudar a las personas a sanar. Estos terapeutas comprenden la importancia de la conexión entre la mente, el cuerpo y el espíritu; y pueden ayudar a las personas a identificar los traumas, a procesar las emociones relacionadas con los traumas y a liberarse de las creencias negativas relacionadas con ellos.

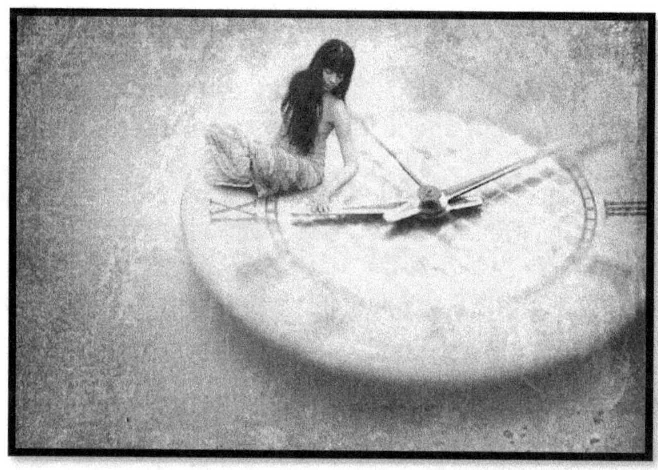

Capítulo 26.

Patrones kármicos: identificación y manejo

Los patrones kármicos son las tendencias o comportamientos que repetimos a lo largo de nuestras vidas. Estos patrones pueden ser positivos o negativos, dependiendo de las lecciones que necesitamos aprender y las experiencias que estamos destinados a tener.

Los patrones kármicos se originan por el karma, que es la ley de causa y efecto que rige el universo. Según esta ley, cada acción que realizamos tiene consecuencias y repercusiones en nuestra vida presente y futura. Por lo tanto, si hacemos algo bueno, recibiremos beneficios; pero si hacemos algo malo, sufriremos las consecuencias.

Los patrones kármicos se manifiestan en diferentes aspectos de nuestra vida, como la salud física, mental y emocional; las relaciones interpersonales; el trabajo; la espiritualidad; etc. Estos aspectos pueden estar influenciados por nuestras experiencias pasadas, especialmente por aquellas que fueron traumáticas o dolorosas.

Para identificar nuestros patrones kármicos, podemos prestar atención a los siguientes signos:

- Sentimos una conexión especial con ciertas personas o lugares.
- Tenemos sueños recurrentes o visiones relacionadas con nuestras vidas pasadas.

- Experimentamos sensaciones físicas intensas o inexplicables cuando nos enfrentamos a situaciones similares a las que vivimos en otras encarnaciones.
- Nos sentimos atraídos o repelidos por ciertos tipos de personas o actividades.
- Tenemos dificultades para expresar nuestras emociones o sentimientos.
- Nos cuesta confiar en los demás o establecer vínculos afectivos duraderos.
- Nos sentimos insatisfechos con nuestra vida actual o tenemos un vacío existencial.
- Tenemos problemas de salud crónicos o inexplicables.
- Nos comportamos de forma impulsiva, agresiva o autodestructiva.

Recuerdo a un paciente, a quien llamaré Pedro, que acudió a mí con un profundo miedo al abandono, que le impedía formar relaciones significativas. Durante una sesión de regresión, Pedro experimentó recuerdos de una vida pasada donde había sido dejado por su familia en una situación de extrema necesidad. Este descubrimiento fue crucial para entender la raíz de su miedo actual.

Los patrones kármicos suelen manifestarse como tendencias persistentes, miedos inexplicables, o incluso afinidades y talentos. Son como hilos que conectan nuestras diversas encarnaciones, tejiendo una red de experiencias que nos moldean.

Lecciones kármicas: El aprendizaje continuo

Las lecciones kármicas son experiencias que necesitamos vivir para crecer y evolucionar espiritualmente. A menudo, estas lecciones se repiten en diferentes vidas hasta que se aprenden completamente. Por ejemplo, una persona que constantemente enfrenta dificultades en las relaciones puede estar aprendiendo sobre el amor incondicional y la comprensión.

Como terapeutas, nuestro papel es ayudar a los pacientes a reconocer estas lecciones. Esto se puede lograr mediante la regresión a vidas pasadas, donde el paciente revive experiencias pasadas y, a través de la reflexión, identifica las lecciones pendientes.

Desafíos kármicos: Superando obstáculos

Los desafíos kármicos son pruebas que enfrentamos para fortalecer nuestro carácter y resiliencia. A veces, un desafío kármico puede presentarse como una situación recurrente en la vida de una persona, como repetidos fracasos profesionales o conflictos en las relaciones.

Recordemos que estos desafíos no son castigos, sino oportunidades para el crecimiento personal y espiritual. La clave está en cambiar nuestra percepción de estos desafíos, viéndolos como peldaños en el camino hacia una mayor sabiduría y fortaleza interior.

Deudas kármicas: La balanza de la justicia espiritual

Las deudas kármicas son, en cierto modo, las consecuencias de nuestras acciones en vidas pasadas. Estas deudas pueden manifestarse en forma de dificultades o situaciones que parecen injustas. Sin embargo, es importante entender que el karma no es una fuerza punitiva, sino una ley de equilibrio y justicia.

Como terapeutas, debemos guiar a nuestros pacientes para que entiendan y acepten estas deudas, trabajando hacia su resolución. Esto se puede lograr a través de actos de bondad, perdón (tanto hacia uno mismo como hacia los demás), y un entendimiento más profundo de las lecciones implicadas.

La resolución de patrones kármicos.

Resolver patrones kármicos es un proceso de profunda introspección y curación. Requiere que el individuo se enfrente a sus miedos, acepte sus errores y aprenda de ellos. Una vez que se reconoce y se entiende un patrón kármico, se puede trabajar activamente para liberarse de él.

Este proceso puede incluir técnicas como la meditación, la escritura reflexiva, y por supuesto, las sesiones de regresión. Estas prácticas ayudan a los pacientes a liberarse de las cargas del pasado y a avanzar hacia un futuro más armonioso y enriquecedor.

Como terapeutas holísticos de vidas pasadas, nuestro papel va más allá del simple análisis de recuerdos pasados. Estamos aquí para facilitar un viaje de transformación y crecimiento espiritual, ayudando a nuestros pacientes a identificar y manejar patrones kármicos. Este trabajo, aunque desafiante, es increíblemente gratificante, ya que nos permite ser testigos de la profunda evolución espiritual y personal de aquellos a quienes ayudamos.

Capítulo 27.

Vínculos afectivos: identificación y manejo

Los vínculos afectivos son lazos profundos y duraderos que conectan a una persona con otra a través del espacio y el tiempo. Se trata de un fenómeno que aparece en la mayoría de las relaciones afectivas importantes en la vida de una persona, como la familia, la pareja, los amigos o los compañeros de trabajo. Los vínculos afectivos influyen en el desarrollo emocional, social y espiritual de las personas, así como en su salud física y mental.

En este capítulo, vamos a explorar cómo se pueden encontrar personas, roles y relaciones en las vidas pasadas que nos han marcado o que aún nos afectan en nuestra vida actual. También vamos a ver cómo podemos analizar, armonizar y cerrar esos vínculos para liberarnos de cargas innecesarias o dañinas que nos impiden vivir plenamente nuestro propósito.

¿QUÉ PERSONAS, ROLES Y RELACIONES SE PUEDEN ENCONTRAR EN LAS VIDAS PASADAS?

Las personas con las que hemos tenido vínculos afectivos en nuestras vidas pasadas pueden ser muy variadas. Pueden ser familiares, amigos, parejas, compañeros de trabajo, maestros, líderes religiosos o políticos, celebridades o incluso desconocidos. Cada uno de ellos ha tenido un papel importante en nuestra formación como personas y ha dejado una huella imborrable en nuestro corazón.

Algunas personas pueden haber sido fuentes de amor incondicional, apoyo mutuo, confianza e intimidad. Otras pueden haber sido causantes de dolor emocional, traición, abuso o conflicto. Algunas pueden haber sido modelos a seguir o inspiradores para nosotros. Otras pueden haber sido obstáculos o desafíos para nuestro crecimiento personal.

Una vez identificadas las personas con las que hemos tenido vínculos afectivos en nuestras vidas pasadas podemos analizarlos desde diferentes perspectivas:

- **El tipo de relación:** ¿fue una relación positiva o negativa? ¿fue una relación sana o tóxica? ¿fue una relación equilibrada o desequilibrada?

- **El rol que desempeñaron:** ¿qué función tenían dentro de esa relación? ¿qué responsabilidad tenían sobre nosotros? ¿qué expectativas tenían sobre nosotros?

- **El impacto que tuvieron:** ¿qué efecto tuvieron sobre nosotros? ¿qué aprendimos de ellos? ¿qué les debemos?

El análisis de estos aspectos nos permite comprender mejor cómo esas relaciones han influido en nuestra personalidad actual y cómo podemos aprovechar lo bueno y superar lo malo.

¿Cómo podemos armonizar nuestros vínculos afectivos?

Armonizar nuestros vínculos afectivos significa lograr un equilibrio entre lo que hemos recibido y lo que hemos dado en nuestras relaciones pasadas. Implica reconocer nuestros sentimientos hacia esas personas, perdonar sus errores, aceptar sus virtudes y liberarnos del rencor.

¿Cómo podemos cerrar nuestros vínculos afectivos?

Cerrar nuestros vínculos afectivos significa soltar el apego que tenemos hacia esas personas y dejarlas ir con amor y gratitud.

Implica reconocer que esas relaciones han cumplido su propósito en nuestra vida y que ya no necesitamos mantenerlas activas. Implica también liberarnos de cualquier dependencia emocional, kármica o espiritual que nos ate a esas personas.

Para cerrar nuestros vínculos afectivos podemos usar diferentes rituales:

- La carta de despedida: consiste en escribir una carta dirigida a esa persona en la que le expresamos todo lo que sentimos, le agradecemos lo que nos ha aportado, le pedimos perdón por lo que le hayamos hecho, le deseamos lo mejor y le decimos adiós.

- El corte de cordón: consiste en visualizar un cordón energético que nos une a esa persona y cortarlo con unas tijeras imaginarias o con la ayuda de un ángel o un guía espiritual.

- El entierro simbólico: consiste en enterrar un objeto que represente a esa persona (como una foto, una prenda o un regalo) en un lugar sagrado o significativo para nosotros.

Estos rituales nos ayudan a cerrar el ciclo con esas personas y a abrirnos a nuevas experiencias y relaciones en nuestra vida actual.

Los vínculos afectivos son una parte esencial de nuestra historia personal y espiritual. Nos permiten aprender, crecer y evolucionar como seres humanos. Sin embargo, también pueden ser una fuente de sufrimiento, conflicto o limitación si no los gestionamos adecuadamente.

Como terapeutas de vidas pasadas, nuestro objetivo es ayudar a nuestros pacientes a identificar, analizar, armonizar y cerrar sus vínculos afectivos con las personas que han sido importantes en sus vidas pasadas. De esta forma, les facilitamos la liberación de cargas innecesarias o dañinas y les impulsamos a vivir plenamente su propósito en su vida actual.

Capítulo 28.

Contratos espirituales

En las sesiones de terapia de vidas pasadas, los terapeutas pueden ayudar a los pacientes a identificar y liberar contratos espirituales. Estos son acuerdos, compromisos o promesas que se hicieron en el periodo entre vidas, con los guías espirituales, y que pueden tener un impacto en la vida actual.

¿QUÉ TIPOS DE CONTRATOS ESPIRITUALES EXISTEN?

Algunos de los más comunes son:

Contratos de aprendizaje: Estos contratos se hacen para aprender una lección o habilidad específica. Por ejemplo, un paciente podría haber hecho un contrato para aprender a perdonar o contemplar la vida con mayor compasión.

Contratos de sanación: Estos contratos se hacen para sanar un trauma o herida emocional. Por ejemplo, un paciente podría haber hecho un contrato para sanar el dolor de la pérdida de un ser querido en una vida pasada.

Contratos de servicio: Estos contratos se hacen para servir a los demás o a la humanidad. Por ejemplo, un paciente podría haber hecho un contrato para ser un sanador en la vida actual.

Contratos de amor: Estos contratos se hacen para experimentar el amor en todas sus formas. Por ejemplo, un paciente podría haber hecho un contrato para encontrar el amor incondicional dentro de su corazón.

¿Cómo se identifican los contratos espirituales?

Pueden identificarse de varias maneras. Una forma es que el paciente tenga recuerdos de haberlos acordado con sus guías o ángeles guardianes durante el periodo entre vidas. Otra forma es que el paciente experimente emociones, patrones de comportamiento o síntomas físicos que puedan estar asociados con un contrato espiritual.

Por ejemplo, un paciente que tiene problemas de confianza puede estar cumpliendo un contrato de aprendizaje para aprender a confiar en los demás. Un paciente que tiene miedo al compromiso puede estar cumpliendo un contrato para sanar el dolor de una ruptura amorosa en una vida pasada. Un paciente que tiene problemas de salud puede estar cumpliendo un contrato de aprendizaje de lo que es el dolor, para ayudar a los demás a sanar en la presente vida, o en una posterior.

¿Cómo se manejan los contratos espirituales?

Una vez que se identifica un contrato espiritual, es posible trabajar con él para liberarlo. Esto se puede hacer a través de la terapia de vidas pasadas, la meditación o el trabajo con un guía espiritual.

El proceso de liberación de un contrato espiritual puede ser gradual o repentino. En algunos casos, el simple hecho de darse cuenta del contrato puede ser suficiente para liberarlo. En otros casos, puede ser necesario trabajar con el contrato de manera más profunda.

El terapeuta puede ayudar al paciente a acceder a recuerdos de vidas pasadas, a comprender el propósito del contrato y, si es necesario, a encontrar una manera de liberarlo.

El proceso de dicha liberación puede ser largo y complejo. Es importante que el paciente tenga paciencia y esté dispuesto a trabajar en el proceso.

El paciente también puede trabajar en la liberación de contratos espirituales por su cuenta. Esto se puede hacer a través de la meditación, la oración o el trabajo con un guía espiritual.

Una forma de trabajar con un contrato espiritual a través de la meditación es visualizarse a sí mismo en el momento en el que se hizo el contrato. Al visualizarse a sí mismo, el paciente puede comenzar a liberar el contrato en su vida actual.

Otra forma de trabajar con un contrato espiritual es a través de la oración. El paciente puede orar para que se le ayude a liberar el contrato y a sanar de las experiencias asociadas con él.

Finalmente, también es posible trabajar con un contrato espiritual a través de la ayuda de un guía espiritual. Un guía espiritual puede ayudar al paciente a comprender el contrato y a liberarlo de una manera que sea sana y apropiada para él.

Los contratos espirituales pueden ser muy complejos. Pueden involucrar a varias personas, lugares y situaciones. Pueden ser motivados por una variedad de factores, como el amor, el odio, el miedo o el karma.

Por ejemplo, una persona podría haber hecho un contrato con su cónyuge de una vida pasada para estar juntos en esta vida. Sin embargo, el contrato podría estar causando problemas a la persona, si en la vida actual decidió compartir su vida con otra persona. En este caso, el paciente podría trabajar con el contrato para liberarlo y crear una relación más sana para las partes involucradas.

Los contratos espirituales pueden ser revisados, modificados o cancelados.

Por ejemplo, una persona podría haber hecho un contrato para aprender a perdonar en una vida pasada. Sin embargo, en la vida actual, la persona podría sentirse lista para perdonar sin necesidad de cumplir el contrato. En este caso, el paciente podría trabajar con el contrato para liberarlo y perdonar a la persona a la que estaba destinado a perdonar.

El proceso de liberación de un contrato espiritual puede ser desafiante. Puede implicar trabajar con emociones difíciles, patrones de comportamiento arraigados y creencias limitantes.

Sin embargo, el proceso también puede ser muy gratificante. Al liberar un contrato espiritual, el paciente puede experimentar una mayor libertad, paz y felicidad.

Capítulo 29:

Dones espirituales: identificación y manejo

En el transcurso de nuestras vidas pasadas, hemos tenido la oportunidad de desarrollar una amplia gama de capacidades, talentos y virtudes. Estos dones espirituales son una parte integral de nuestro ser, y nos brindan la oportunidad de contribuir al mundo de una manera significativa.

En este capítulo, exploraremos cómo identificar y manejar nuestros dones espirituales. También veremos cómo pueden ayudarnos a alcanzar nuestro máximo potencial y a vivir una vida más plena y satisfactoria.

¿Qué son los dones espirituales?

Los dones espirituales son capacidades, talentos y virtudes que nos permiten conectarnos con nuestro Ser Superior y con el mundo que nos rodea. Pueden ser de naturaleza física, mental, emocional o espiritual.

Cómo identificar nuestros dones espirituales.

Hay muchas maneras de identificar nuestros dones espirituales. Una forma es prestar atención a nuestras pasiones y talentos naturales. ¿Qué nos gusta hacer? ¿En qué somos buenos?

Otra forma de identificar nuestros dones espirituales es reflexionar sobre nuestras experiencias de vida. ¿Hay algún momento en el que nos hayamos sentido especialmente conectados con algo más grande que nosotros mismos? ¿Hubo alguna situación en la que nos hayamos sentido especialmente inspirados o motivados?

Cómo potenciar nuestros dones espirituales

Una vez que hayamos identificado nuestros dones espirituales, es importante tomar medidas para potenciarlos. Esto significa practicarlos regularmente y desarrollar nuestra capacidad para utilizarlos. Esto se puede hacer:

- Practicando la meditación, el yoga u otras técnicas de desarrollo espiritual.
- Tomando clases, cursos, participando en talleres o simplemente dedicándonos a desarrollar nuestra creatividad.
- Practicando la reflexión, la oración o la meditación.

Nuestros dones espirituales nos brindan la oportunidad de contribuir al mundo de una manera significativa. Podemos aplicarlos en nuestra vida personal, profesional o comunitaria.

Recuerdo una vez que trabajé con una clienta que tenía un don natural para la sanación. Ella podía sentir la energía de los demás y utilizarla para aliviar el dolor y el sufrimiento. Esta clienta había tenido una vida pasada como sanadora en una tribu indígena. En esa vida, había aprendido a utilizar sus dones para ayudar a su comunidad.

Cuando esta clienta accedió a la memoria de su vida pasada, pudo recordar también cómo se sentía al utilizar sus dones y el impacto positivo que tenían en los demás. Esta experiencia ayudó a esta clienta a comprender el propósito de sus dones espirituales y comenzó a utilizarlos dones para ayudar a los demás, encontrando una gran satisfacción al hacerlo.

Nuestros dones espirituales son un regalo de la vida. Nos brindan la oportunidad de conectarnos con nuestro Ser Superior y con el mundo que nos rodea. Al identificar, potenciar y compartir nuestros dones espirituales, podemos vivir una vida más plena y satisfactoria.

Capítulo 30.

Propósitos espirituales de la vida actual

¿Alguna vez te has preguntado por qué estás aquí? ¿Qué sentido tiene tu existencia? ¿Qué quieres lograr con tu vida? Estas son preguntas que todos nos hacemos en algún momento, y que reflejan nuestra búsqueda de un propósito espiritual.

El propósito espiritual es aquello que nos motiva, nos da dirección y nos conecta con nuestra esencia divina. Es lo que nos hace sentir que formamos parte de algo más grande que nosotros mismos, y que tenemos una misión que cumplir en este mundo.

Pero, ¿cómo saber cuál es nuestro propósito espiritual? ¿Cómo descubrirlo, cumplirlo y actualizarlo? Estas son las cuestiones que abordaremos en este capítulo, desde la perspectiva de la Terapia de Vidas Pasadas.

¿Qué son los propósitos espirituales de la vida actual?

Son los objetivos, planes y metas que nos hemos propuesto para esta encarnación, y que se alinean con el propósito global de nuestra alma. Estos propósitos pueden ser de diferente naturaleza, como por ejemplo:

- Desarrollar una habilidad o talento.
- Superar un miedo o una limitación.
- Sanar una herida o un karma.
- Expresar una virtud o un don.
- Servir a una causa o a un colectivo.

- Experimentar una emoción o una sensación.
- Conocer a una persona o a un lugar.
- Cumplir un sueño o una ilusión.

Los propósitos espirituales de la vida actual no son fijos ni inmutables, sino que pueden variar, adaptarse o modificarse según las circunstancias, las decisiones y las oportunidades que se nos presenten. Tampoco son exclusivos ni excluyentes, sino que pueden ser múltiples y complementarios.

No son obligatorios ni impuestos, sino que son elegidos libremente por nosotros antes de nacer, en acuerdo con nuestro ser superior, nuestros guías espirituales y otras almas afines. Tampoco son un castigo ni una recompensa, sino una oportunidad de crecimiento y felicidad.

¿Cómo descubrir los propósitos espirituales de la vida actual?

Descubrir los propósitos espirituales de la vida actual no es una tarea fácil, ya que requiere de una conexión profunda con nuestro ser interior, nuestra intuición y nuestra sabiduría. Sin embargo, existen algunas pistas, señales y herramientas que nos pueden ayudar en este proceso, como por ejemplo:

- Prestar atención a nuestros sueños, deseos y pasiones, ya que son expresiones de nuestra alma y de lo que nos hace vibrar.
- Observar nuestros talentos, habilidades y dones, ya que son recursos que tenemos para desarrollar nuestro potencial y aportar al mundo.
- Identificar nuestros retos, dificultades y problemas, ya que son oportunidades de superación, aprendizaje y transformación.
- Reconocer nuestros valores, principios y creencias, ya que son guías que orientan nuestra conducta y nuestras decisiones.

- Escuchar nuestra voz interior, nuestra intuición y nuestra consciencia, ya que son canales de comunicación con nuestro ser superior y nuestra verdad.
- Meditar, orar y relajarnos, ya que son prácticas que nos ayudan a calmar la mente, abrir el corazón y conectar con nuestra esencia.
- Practicar la TVP, ya que es una técnica que nos permite acceder a la memoria del alma y recordar los propósitos que nos hemos propuesto para esta vida.

¿Cómo cumplir los propósitos espirituales de la vida actual?

No es una tarea sencilla, ya que implica de un compromiso, una voluntad y una acción por nuestra parte. Además, puede haber obstáculos, distracciones y resistencias que nos dificulten el camino. No obstante, existen algunas claves, consejos y estrategias que nos pueden facilitar esta tarea, por ejemplo:

- Definir nuestros propósitos de forma clara, concreta y realista, especificando qué queremos lograr, cómo, cuándo y dónde.
- Planificar nuestros propósitos de forma ordenada, secuencial y flexible, estableciendo los pasos, las etapas y los recursos necesarios.
- Ejecutar nuestros propósitos de forma constante, perseverante y creativa, poniendo en marcha las acciones, las actividades y las tareas previstas.
- Evaluar nuestros propósitos de forma periódica, objetiva y constructiva, revisando los avances, los resultados y los ajustes necesarios.
- Celebrar nuestros propósitos de forma alegre, agradecida y compartida, reconociendo los logros, los aprendizajes y los beneficios obtenidos.

¿Cómo actualizar los propósitos espirituales de la vida actual?

Actualizar los propósitos espirituales de la vida actual no es una tarea estática, sino que implica de un movimiento, un cambio y una evolución por nuestra parte. Además, puede haber situaciones, circunstancias y oportunidades que nos inviten a revisar, modificar o ampliar nuestros propósitos. Por ello, existen algunos aspectos, factores y elementos que nos pueden permitir actualizar nuestros propósitos, por ejemplo:

- Estar atentos a los cambios internos y externos, ya que pueden ser indicadores de que necesitamos adaptar, renovar o cambiar nuestros propósitos.
- Estar abiertos a las sorpresas y a las sincronicidades, ya que pueden ser señales de que hay nuevos propósitos esperándonos o que estamos en el camino correcto.
- Estar dispuestos a los desafíos y a las crisis, ya que pueden ser catalizadores de que debemos superar, aprender o transformar nuestros propósitos.
- Estar receptivos a los feedbacks y a las sugerencias, ya que pueden ser aportes de que podemos mejorar, corregir o enriquecer nuestros propósitos.
- Estar conectados con nuestro ser superior y con nuestra alma, ya que son fuentes de que podemos inspirarnos, guiarnos y actualizarnos en nuestros propósitos.

Descubrir, cumplir y actualizar nuestros propósitos espirituales de la vida actual es una tarea que requiere de una conexión profunda con nuestro ser interior, nuestra intuición y nuestra sabiduría, así como de un compromiso, una voluntad y una acción por nuestra parte. También implica de un movimiento, un cambio y una evolución constante, según las circunstancias, las decisiones y las oportunidades que se nos presenten.

Para ilustrar mejor lo que hemos visto en este capítulo, me gustaría compartir contigo algunos ejemplos de personas que han practicado la TVP y que han encontrado sus propósitos espirituales de la vida actual.

- "Abril" es una mujer de 35 años que siempre ha sentido una gran pasión por la música, pero que nunca se ha atrevido a dedicarse profesionalmente a ella, por miedo al fracaso, al rechazo y a la crítica. En una sesión de TVP, Abril regresó a una vida pasada en la que fue una cantante famosa, pero que murió joven y trágicamente, dejando un vacío en su alma. Al recordar esta vida, Abril comprendió que su propósito espiritual en esta vida es volver a expresar su voz y su arte, y superar sus miedos y sus inseguridades. Desde entonces, Abril ha empezado a tomar clases de canto, a componer sus propias canciones y a participar en concursos y eventos musicales, sintiéndose cada vez más feliz y realizada.

- "Gastón" es un hombre de 40 años que siempre ha tenido problemas de salud, especialmente en su sistema digestivo, que le han causado mucho dolor y malestar. En una sesión de TVP, Gastón regresó a una vida pasada en la que fue un médico que experimentó con animales y humanos, causándoles mucho sufrimiento y daño. Al recordar esta vida, Gastón comprendió que su propósito espiritual en esta vida es sanar su karma y su culpa, y aprender a respetar y cuidar la vida en todas sus formas. Desde entonces, Gastón ha cambiado su alimentación, su estilo de vida y su actitud, adoptando hábitos más saludables, ecológicos y compasivos, sintiéndose cada vez más aliviado y tranquilo.

- "Lorena" es una mujer de 30 años que siempre ha sentido una gran atracción por la cultura oriental, especialmente por el budismo, el yoga y la meditación. En una sesión de TVP, Laura regresó a una vida pasada en la que fue una monja budista que vivió en un monasterio en el Tíbet, dedicando su vida a la oración, al estudio y al servicio. Al recordar esta vida, Lorena comprendió que su propósito espiritual en esta vida es seguir profundizando en su camino espiritual, y compartir su sabiduría y su amor con los demás. Desde entonces, Lorena ha viajado a varios países asiáticos, ha tomado cursos y retiros de budismo, yoga y meditación, y ha creado un blog y un canal de YouTube donde comparte sus experiencias y sus enseñanzas, sintiéndose cada vez más conectada y plena.

Estos son solo algunos ejemplos de cómo la TVP puede ayudarnos a descubrir, cumplir y actualizar nuestros propósitos espirituales de la vida actual. Por supuesto, hay muchos más, y cada uno tiene su propia historia y su propio propósito. Lo importante es que sepamos que estamos aquí por una razón, y que tenemos la capacidad y la responsabilidad de encontrarla y de vivirla.

Capítulo 31.

La escena de la muerte en vidas pasadas

La muerte, ese umbral ineludible y misterioso de la existencia humana, representa en la Terapia de Vidas Pasadas no solo un final, sino también una puerta hacia el entendimiento profundo del ser. Este capítulo busca explorar las dimensiones, fases y experiencias que se pueden vivir al enfrentar la escena de la muerte durante una regresión a una vida pasada, y cómo estos momentos pueden ser un catalizador para la sanación holística del individuo.

Aspectos multidimensionales de la muerte en la TVP.

En la Terapia de Vidas Pasadas, la muerte no se limita a un evento final, sino que se expande en varias dimensiones. Estas incluyen el entendimiento emocional, espiritual y psicológico. Cada dimensión ofrece una oportunidad única para la introspección y la sanación.

Emocionalmente, la experiencia de la muerte en una regresión puede evocar una amplia gama de sentimientos. Desde el miedo y la tristeza hasta la aceptación y la paz. Es crucial como terapeutas guiar al paciente a través de estas emociones, permitiendo su expresión y entendimiento.

Espiritualmente, la muerte puede ser una puerta a la comprensión del yo eterno. Muchos pacientes reportan una sensación de continuidad, de conexión con algo más grande que ellos mismos. Esta percepción puede ser profundamente sanadora, especialmente para aquellos que han experimentado pérdidas significativas en su vida actual.

Psicológicamente, enfrentar la muerte en una vida pasada puede ayudar a resolver miedos arraigados, traumas no resueltos y patrones de comportamiento limitantes. Al comprender cómo estos aspectos estaban presentes en vidas anteriores, el paciente puede empezar a desentrañar su impacto en el presente.

Apoyo al paciente que experimenta las fases de la muerte durante una regresión de TVP.

La muerte en una vida anterior, que se experimenta durante una regresión a vidas pasadas suele dividirse en varias fases, que incluyen:

El reconocimiento: El paciente se da cuenta de que está viviendo sus últimos momentos en esa vida pasada. Aquí, es esencial mantener un ambiente de seguridad y soporte.

La experiencia sensorial: A menudo, los pacientes reportan sensaciones físicas asociadas con su muerte pasada. Como terapeutas, debemos ayudarles a navegar estas sensaciones sin miedo y sin dolor, utilizando técnicas de relajación y visualización.

La liberación emocional: Este momento es crucial para la liberación de emociones reprimidas. Animar al paciente a expresar y aceptar estas emociones facilita un proceso de sanación más profundo.

La comprensión espiritual: En esta fase, muchos experimentan una sensación de desapego y una perspectiva más amplia de su existencia. Fomentar la reflexión sobre estas experiencias puede abrir caminos hacia una comprensión espiritual más profunda.

La integración: El paciente vuelve a su consciencia actual con una nueva perspectiva. Aquí, el terapeuta juega un papel clave en ayudar a integrar las experiencias y aprendizajes de la regresión en la vida presente del paciente.

En mis años de práctica, he sido testigo de momentos profundamente transformadores durante estas regresiones. Recuerdo a una paciente, Clara, que vivió la experiencia de su muerte en una vida pasada como una joven madre en el siglo XVIII. Su miedo inicial a la muerte se transformó en una profunda comprensión de la naturaleza cíclica de la vida. Esta experiencia le permitió superar su miedo actual a la pérdida y abrazar la vida con mayor plenitud.

En otro caso, un paciente llamado Miguel, experimentó su muerte como un soldado en una batalla medieval. A través de esta vivencia, pudo comprender y sanar un profundo sentimiento de culpa que lo había acompañado durante años, relacionado con conflictos familiares. Al entender que esta culpa tenía raíces en experiencias pasadas, pudo liberarse de ella.

Como terapeutas holísticos de Vidas Pasadas, nuestro objetivo no es solo guiar a nuestros pacientes a través de sus regresiones, sino también ayudarles a integrar estas experiencias en su camino de sanación y crecimiento espiritual. La escena de la muerte, lejos de ser un final, se convierte en un poderoso medio para entender la vida en toda su complejidad y belleza.

Al abordar estas experiencias con empatía, profesionalismo y un enfoque holístico, no solo ayudamos a nuestros pacientes a sanar heridas del pasado, sino que también los empoderamos para vivir su presente con mayor plenitud y consciencia espiritual. La Terapia de Vidas Pasadas es, en última instancia, un viaje de descubrimiento y transformación, donde la muerte se revela como un maestro silencioso y profundo en el arte de vivir.

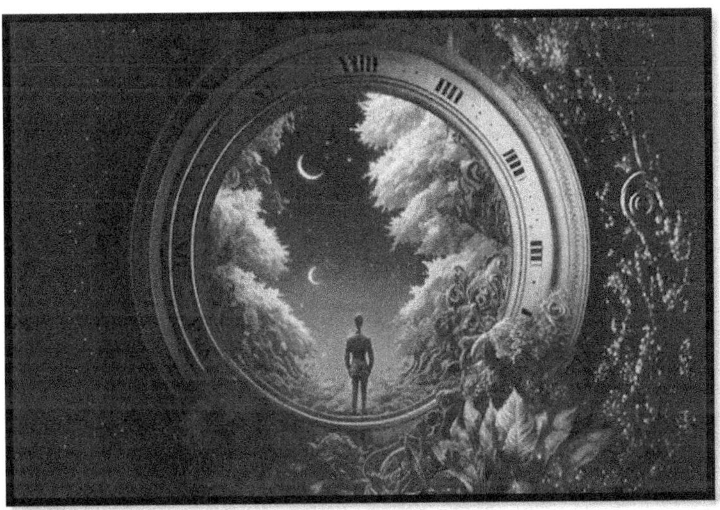

Capítulo 32.

El espacio entre vidas en la Terapia de Vidas Pasadas

Uno de los momentos más importantes y significativos de la TVP es el regreso a los espacios entre vidas, donde el paciente puede revisar las lecciones aprendidas en sus encarnaciones anteriores, sanar las heridas emocionales o físicas que se originaron en ellas, y prepararse para su próxima encarnación.

El espacio entre vidas es una instancia de recuperación, de toma de consciencia, de perdón y armonización amorosa. Es frecuente que las personas deseen permanecer allí en lugar de volver a encarnar; sin embargo, al preguntárseles si pueden quedarse, todas responden que no es posible, porque aún tiene tareas que realizar para continuar su evolución.

¿Qué experiencias o procesos vive el paciente al regresar a los espacios entre vidas? ¿Cúáles son sus guías espirituales, tiene contacto con ellos, y qué papel juegan en la preparación para planificar su próxima encarnación?

En este capítulo vamos a explorar estas cuestiones con algunos testimonios reales y anécdotas personales.

Experiencias o procesos durante el regreso al espacio entre vidas.

El regreso al espacio entre vidas implica un viaje (al desencarnar) que nos conduce desde nuestro cuerpo físico hasta el mundo espiritual.

Algunas personas pueden sentir una sensación de vértigo o

mareo al salir del cuerpo; otras pueden sentir una sensación de flotar o ascender; de caer o descender; de estar fuera del cuerpo u observarlo desde fuera; de estar conectado con todo lo existente; etc.

Estas experiencias dependen mucho del nivel evolutivo del alma del paciente, así como del tipo y grado de trauma que haya vivido en sus encarnaciones anteriores. Algunas personas pueden tener dificultades para adaptarse al cambio radical que supone pasar del mundo material al mundo espiritual; otras pueden tener facilidad para aceptar y disfrutar esta experiencia.

Una vez llegados al espacio entre vidas, podemos encontrar diferentes escenarios o ambientes según nuestra afinidad con ellos. Algunos son muy luminosos y coloridos; otros son más oscuros y sombríos; otros son neutros o mixtos. Algunos son muy grandes y amplios; otros son más pequeños e íntimos. Algunos son muy ordenados y simétricos; otros son más caóticos e irregulares. Algunos son muy familiares y reconfortantes; otros son más extraños e inquietantes.

Estos escenarios también dependen mucho del nivel evolutivo del alma del paciente, así como del tipo y grado de trauma que haya vivido en sus encarnaciones anteriores. Algunas personas pueden sentirse atraídas por los escenarios positivos y armoniosos; otras pueden sentirse repelidas por los escenarios negativos y conflictivos. Algunas personas pueden reconocer fácilmente los lugares donde han vivido antes; otras pueden tener dificultades para identificarlos.

Una experiencia muy común del periodo entre vidas, es el llegar a la biblioteca akáshica, que consiste en acceder a una especie de archivo universal donde se guardan todos los registros de las experiencias de todas las almas que han existido. Este método nos permite consultar cualquier información que deseemos sobre nuestras vidas pasadas, así como sobre el propósito y el plan de nuestra alma. Podemos leer, escuchar, ver o sentir los registros, según nuestra afinidad o capacidad.

Esto nos ayuda a entender mejor quiénes somos, de dónde venimos y hacia dónde vamos. Nos permite sanar las heridas del pasado, liberarnos de las culpas, los miedos, los apegos y los karmas que nos limitan, y reconciliarnos con nosotros mismos y con los demás. Nos permite también aprender las lecciones que necesitamos para evolucionar, y elegir las experiencias que queremos vivir en el futuro.

Los guías espirituales y su papel en la preparación para la próxima encarnación.

Durante nuestro regreso al espacio entre vidas, no estamos solos. Contamos con la presencia y el apoyo de nuestros guías espirituales, que son seres de luz que nos acompañan y nos orientan en nuestro camino evolutivo. Estos guías pueden tener diferentes formas, nombres o funciones, según nuestra creencia o tradición. Algunos ejemplos son los ángeles, los maestros ascendidos, los santos, los familiares fallecidos, los animales de poder, etc.

Los guías espirituales se comunican con nosotros de diferentes maneras, como la telepatía, la intuición, la sincronicidad, los sueños, las señales, etc. Su mensaje siempre es de amor, sabiduría, compasión y respeto. Su objetivo es ayudarnos a recordar quiénes somos realmente, a despertar nuestro potencial, a cumplir nuestra misión y a alcanzar nuestra felicidad.

Uno de los momentos más importantes en los que los guías espirituales intervienen es en la preparación para la próxima encarnación. En este proceso, los guías nos ayudan a revisar nuestro plan de vida, a evaluar nuestro progreso, a identificar nuestras necesidades, a seleccionar nuestras opciones, a tomar nuestras decisiones y a asumir nuestras responsabilidades.

Los guías nos muestran las diferentes posibilidades que tenemos para encarnar, como el lugar, el tiempo, la familia, el género, el nombre, el aspecto, la personalidad, el talento, el destino, etc. Nos explican las ventajas y desventajas de cada opción, así como las consecuencias y las implicaciones que tendrán en nuestra vida. Nos aconsejan y nos sugieren, pero no nos imponen ni nos obligan. La elección final siempre es nuestra, y depende de nuestro libre albedrío.

Los guías también nos muestran las personas con las que nos vamos a encontrar en nuestra próxima vida, como los padres, los hermanos, los amigos, los amores, los enemigos, etc. Nos revelan las relaciones que hemos tenido con ellos en vidas anteriores, así como los acuerdos o contratos que hemos hecho con ellos para esta vida. Nos indican las lecciones que tenemos que aprender con ellos, así como las oportunidades que tendremos para resolver los conflictos o asuntos pendientes que tenemos con ellos.

Los guías nos preparan para nuestra próxima encarnación, dándonos la información, la motivación, la confianza y el amor que necesitamos para afrontar este nuevo reto. Nos recuerdan que no estamos solos, que siempre estarán con nosotros, y que podremos contactar con ellos cuando lo necesitemos. Nos bendicen y nos desean lo mejor para nuestra nueva aventura.

El espacio entre vidas es una etapa fundamental en la terapia de vidas pasadas, ya que nos permite acceder a la sabiduría de nuestra alma, sanar las heridas de nuestro pasado, y planificar nuestro futuro. En este espacio contamos con la ayuda de nuestros guías espirituales, que nos acompañan y nos orientan en nuestro camino evolutivo. El regreso al espacio entre vidas es una experiencia transformadora, que nos abre las puertas a una nueva dimensión de nuestra existencia.

Capítulo 33.

Explicación detallada de una sesión de hipnosis regresiva a una vida pasada

Como se ha explicado previamente, la hipnosis regresiva a una vida pasada es una técnica terapéutica que consiste en inducir a una persona a un estado de relajación profunda, en el que puede acceder a los recuerdos de sus existencias anteriores. Estos recuerdos pueden estar relacionados con las situaciones, problemas o conflictos que la persona vive en el presente, y que tienen su origen en experiencias traumáticas o no resueltas de otras vidas. El objetivo de la hipnosis regresiva a una vida pasada es ayudar a la persona a comprender, aceptar y liberar esas experiencias pasadas, para que pueda vivir el presente con más plenitud.

¿Cómo se realiza una sesión de hipnosis regresiva a una vida pasada?

Una sesión de hipnosis regresiva a una vida pasada se puede dividir en cuatro fases: la preparación, la inducción, la regresión y la integración. A continuación, te explico cada una de ellas con más detalle.

La preparación

La preparación es la fase en la que se establece el contacto y la confianza entre el terapeuta y el paciente. Es importante que el terapeuta explique al paciente en qué consiste la hipnosis regresiva a una vida pasada, cuáles son sus beneficios, qué puede esperar y qué no, y cómo se va a desarrollar la sesión. El terapeuta también debe:

- Resolver las dudas, los miedos y las expectativas que el paciente pueda tener, y asegurarse de que está dispuesto y motivado para realizar la regresión.
- Indagar sobre el motivo de consulta del paciente, es decir, el problema o la situación que le ha llevado a buscar la terapia.
- Escuchar con atención y empatía al paciente, y ayudarle a identificar los aspectos más relevantes de su caso.
- Preguntar al paciente si tiene alguna preferencia o intuición sobre la vida pasada a la que quiere regresar, o si quiere dejar que su inconsciente elija la más adecuada para su sanación.

La preparación suele durar entre 15 y 30 minutos, dependiendo de cada caso. Es una fase fundamental para crear un vínculo de confianza, y para definir el objetivo y el enfoque de la sesión.

La inducción

Es la fase en la que se induce al paciente a un estado de relajación profunda, en el que puede acceder a su memoria inconsciente. El terapeuta:

- Puede utilizar diferentes técnicas de inducción, como la respiración, la visualización, la sugestión, la música, etc.
- Debe adaptar la técnica de inducción a las características y preferencias del paciente, y asegurarse de que se siente cómodo y relajado.

- Debe guiar al paciente a través de diferentes niveles de relajación, desde el físico, al mental, al emocional y al espiritual.
- Debe reforzar la confianza y la seguridad del paciente, recordándole que está en control, que puede salir del trance cuando quiera, y que el terapeuta está ahí para ayudarle y protegerle.

La inducción suele durar entre 10 y 20 minutos, dependiendo de la facilidad y rapidez con que el paciente entre en hipnosis. Es una fase esencial para facilitar el acceso a los recuerdos de las vidas pasadas, y para evitar las interferencias de la mente consciente y racional.

La regresión

Es la fase en la que se realiza el viaje al pasado, y se exploran las escenas, los personajes, los acontecimientos y las emociones de la vida pasada elegida. El terapeuta debe:

- Guiar al paciente con preguntas abiertas y neutrales, que le permitan describir lo que ve, siente, oye, huele y sabe.
- Evitar las preguntas cerradas, sugestivas o interpretativas, que puedan condicionar o distorsionar la experiencia del paciente.
- Acompañar al paciente a lo largo de la vida pasada, desde el nacimiento hasta la muerte, pasando por los momentos más significativos y relevantes para su sanación.
- Ayudar al paciente a identificar las conexiones, las similitudes y las diferencias entre la vida pasada y la actual, y a reconocer las lecciones, los aprendizajes y los mensajes que esa vida le ofrece.
- Asistir al paciente a liberar las emociones, los bloqueos y los traumas que pueda encontrar en la vida pasada, mediante técnicas de perdón, de compasión, de reprogramación, etc.

La regresión suele durar entre 30 y 60 minutos, dependiendo de la profundidad y la complejidad de la vida pasada. Es una fase clave para lograr la sanación y la transformación del paciente, y para despertar su consciencia espiritual.

La integración

La integración es la fase en la que se devuelve al paciente al estado de vigilia, y se le ayuda a procesar y asimilar la experiencia vivida. El terapeuta debe:

- Guiar al paciente a través de un proceso de deshipnotización, en el que se le devuelve gradualmente a la realidad presente, se le reorienta, se le refresca y se le energiza.
- Asegurarse de que el paciente está completamente despierto, alerta y consciente, y de que no le quedan residuos o efectos secundarios de la hipnosis.
- Dialogar con el paciente sobre la regresión, y ayudarle a expresar sus impresiones, sus sensaciones, sus dudas y sus conclusiones.
- Validar y reforzar los aspectos positivos y beneficiosos de la experiencia, y aclarar y resolver los aspectos negativos o problemáticos.
- Orientar al paciente sobre cómo aplicar lo aprendido en la vida pasada a su vida actual, y cómo seguir trabajando en su sanación y evolución.

La integración suele durar entre 15 y 30 minutos, dependiendo de las necesidades y reacciones del paciente. Es una fase imprescindible para consolidar los resultados de la sesión, y para facilitar el bienestar y el equilibrio del paciente.

Ejemplo de una sesión de hipnosis regresiva a una vida pasada

Para ilustrar mejor lo que te he explicado, te voy a contar

de una sesión que realicé con una paciente llamada "Liliana". Ella vino a mi consulta porque tenía problemas de autoestima, de ansiedad y de relaciones interpersonales. Ella sentía que no se valoraba lo suficiente, que no se atrevía a expresar opiniones y deseos, y que siempre se dejaba manipular y maltratar por los demás. Ella quería saber si estos problemas tenían algún origen en alguna de sus vidas pasadas, y si podía sanarlos mediante la hipnosis regresiva.

La preparación

En la fase de preparación, le expliqué a Liliana en qué consistía la hipnosis regresiva a una vida pasada, y respondí a todas sus preguntas y dudas. Le aseguré que la hipnosis es un estado natural y seguro, que ella estaría en control en todo momento, y que yo permanecería a su lado para guiarla y protegerla. Le pregunté sobre su motivo de consulta, y la escuché con atención y empatía. Le ayudé a identificar los aspectos más importantes de su caso, y le pregunté si tenía alguna preferencia o intuición sobre la vida pasada a la que quería regresar. Ella me dijo que no, que prefería dejar que su inconsciente eligiera la más adecuada para su sanación.

Le pedí a Liliana que se recostara en el sofá, que se pusiera cómoda y que cerrara los ojos. Le dije que iba a relajar todo su cuerpo, desde los pies hasta la cabeza, mediante una serie de instrucciones que debía seguir con su mente. Le pedí que respirara profundamente, y que se concentrara en la sensación de su respiración. Le fui guiando por cada parte de su cuerpo, pidiéndole que la relajara y que la dejara pesar sobre el sofá. Le dije que se imaginara que estaba envuelta en una luz blanca y cálida, que le daba paz y protección.

Le pregunté si se sentía relajada, y ella me dijo que sí. Le dije que iba a profundizar su relajación, mediante una cuenta regresiva de diez a cero. Le dije que cada vez que yo dijera un número, ella se relajaría el doble, y que cuando yo llegara a cero, ella estaría en un estado de hipnosis profunda. Le dije que empezara a contar conmigo, en voz baja, y que repitiera cada número que yo dijera. Empecé a contar: diez, nueve, ocho, siete, seis, cinco, cuatro, tres, dos, uno, cero.

Le pregunté si estaba en hipnosis, y ella me dijo que sí. Le recordé que estaba en control, que podía salir del trance cuando quisiera, y que yo estaba ahí para ayudarla y protegerla. Le dije que estaba lista para iniciar su viaje al pasado, y que iba a disfrutar de la experiencia.

La regresión

En la fase de regresión, le dije a Liliana que iba a contar de tres a uno, y que cuando llegara a uno, ella estaría en el momento y lugar de su nacimiento en una vida pasada. Le dije que se dejara llevar por su inconsciente, y que confiara en su intuición. Empecé a contar: tres, dos, uno.

Le pregunté dónde estaba, y ella me dijo que estaba en una cuna, en una habitación grande y luminosa. Le pregunté qué veía, y ella me dijo que veía a una mujer rubia y sonriente, que la miraba con amor y ternura. Le pregunté si sabía quién era esa mujer, y ella me dijo que era su madre. Le pregunté cómo se sentía, y ella me dijo que se sentía feliz y segura.

Le dije que iba a avanzar el tiempo, y que iba a ir al momento más feliz de su infancia en esa vida. Le dije que me avisara cuando llegara a ese momento. Ella me dijo que ya estaba. Le pregunté dónde estaba, y ella me dijo que estaba en un parque, jugando con otros niños. Le pregunté qué hacía, y ella me dijo que se columpiaba, que corría, que reía. Le pregunté cómo se sentía, y ella me dijo que se sentía libre y divertida.

Le dije que iba a avanzar el tiempo, y que iba a ir al momento más importante de su juventud en esa vida. Le dije que me avisara cuando llegara a ese momento. Ella me dijo que ya estaba. Le pregunté dónde estaba, y ella me dijo que estaba en una fiesta, bailando con un chico. Le pregunté qué veía, y ella me dijo que veía a un chico moreno y guapo, que la miraba con admiración y pasión. Le pregunté si sabía quién era ese chico, y ella me dijo que era su novio. Le pregunté cómo se sentía, y ella me dijo que se sentía enamorada y feliz.

Le dije que iba a avanzar el tiempo, y que iba a ir al momento más significativo de su madurez en esa vida. Le dije que me avisara cuando llegara a ese momento. Ella me dijo que ya estaba. Le pregunté dónde estaba, y ella me dijo que estaba en su casa, rodeada de su familia. Le pregunté qué veía, y ella me dijo que veía a su esposo, que era el mismo chico de la fiesta, y a sus tres hijos, que eran hermosos y saludables. Le pregunté cómo se sentía, y ella me dijo que se sentía plena y agradecida.

Le dije que iba a avanzar el tiempo, y que iba a ir al momento de su muerte en esa vida. Le dije que no tuviera miedo, que recordara la escena sin ningún tipo de dolor físico ni ansiedad emocional, que yo estaba con ella, y que la muerte era solo una transición. Le dije que me avisara cuando llegara a ese momento. Ella me dijo que ya estaba. Le pregunté dónde estaba, y ella me dijo que estaba en su cama, en su casa, acompañada de su esposo y sus hijos. Le pregunté qué sentía, y ella me dijo que sentía una paz profunda, y que estaba lista para partir. Le pregunté si tenía algún mensaje o lección que quisiera compartir, y ella me dijo que el mensaje era que la vida era un regalo, y que la lección era que el amor era lo más importante.

Le felicité por haber vivido una vida tan hermosa y feliz, y le dije que estaba muy orgullosa de ella. Le dije que iba a salir de esa vida, y que iba a ir a un lugar de luz, donde podría descansar y reflexionar sobre su experiencia. Le dije que iba a contar de uno a tres, y que cuando llegara a tres, ella estaría en ese lugar de luz. Empecé a contar: uno, dos, tres.

Le pregunté dónde estaba, y ella me dijo que estaba en un lugar lleno de luz y de colores, donde se sentía muy bien. Le pregunté si había alguien más con ella, y ella me dijo que sí, que había un ser de luz que la recibía con amor. Le pregunté si sabía quién era ese ser de luz, y ella me dijo que era su guía espiritual. Le pregunté si quería hablar con él, y ella me dijo que sí, que tenía muchas preguntas.

Le dije que podía hablar con su guía espiritual, y que yo solo escucharía y observaría. Ella empezó a hablar con su guía espiritual, y le preguntó por qué había elegido esa vida, qué relación tenía con las personas que había conocido, qué había aprendido, y cómo podía aplicar lo aprendido a su vida actual. Su guía espiritual le respondió con sabiduría y amor, y le dio consejos y orientaciones para su sanación y evolución.

Le dije que había hecho un gran trabajo, y que había llegado el momento de volver al presente. Le dije que iba a contar de tres a uno, y que cuando llegara a uno, ella estaría de vuelta en mi consulta, en el sofá, despierta y consciente. Le dije que recordaría todo lo que había vivido, y que se sentiría muy bien. Empecé a contar: tres, dos, uno.

La integración

En la fase de integración, le di la bienvenida a Liliana, y le pregunté cómo se sentía. Ella me dijo que se sentía muy bien, que había sido una experiencia increíble y reveladora. Le pregunté qué recordaba de la regresión, y ella me dijo que recordaba todo, desde el nacimiento hasta la muerte, y también la conversación con su guía espiritual. Le pregunté qué le había parecido la vida que había vivido, y ella me dijo que le había parecido una vida muy feliz y plena, que había disfrutado de cada momento, y que había amado y sido amada.

Le pregunté qué conexiones, similitudes y diferencias había encontrado entre esa vida y su vida actual, y ella me dijo que había encontrado muchas. Me dijo que algunas personas de esa vida eran las mismas que en su vida actual, pero con roles diferentes. Por ejemplo, su madre de esa vida era su hermana en esta vida, y su esposo de esa vida era su jefe en esta vida. Me dijo que también había encontrado algunos patrones y lecciones que se repetían en ambas vidas, como la importancia de la autoestima, de la expresión y de las relaciones interpersonales. Me dijo que había comprendido que tenía que valorarse más, atreverse más y elegir mejor a las personas que la rodeaban.

Le pregunté qué había aprendido de su guía espiritual, y ella me dijo que mucho. Me dijo que su guía espiritual le había explicado que había elegido esa vida para experimentar el amor en todas sus formas, y que había cumplido su propósito. Me dijo que su guía espiritual le había dicho que en esta vida tenía que aprender a amarse a sí misma, y a expresar su verdad. Me dijo que su guía espiritual le había dado algunos consejos y ejercicios para mejorar su autoestima, su comunicación y sus relaciones.

Le felicité por haber hecho una sesión tan exitosa, y le dije que estaba muy orgullosa de ella. Le dije que había logrado una gran sanación y una gran transformación, y que había despertado su consciencia espiritual. Le dije que le iba a dar un abrazo, y que luego le iba a dar algunas recomendaciones para que siguiera trabajando en su bienestar y su equilibrio. Le di un abrazo, y le di las gracias por confiar en mí y en la Terapia de Vidas Pasadas.

Capítulo 34.

La integración de la regresión

En la práctica terapéutica, la regresión a vidas pasadas no es meramente un viaje a la memoria ancestral o a la experiencia espiritual; es un puente hacia la comprensión profunda del ser. La clave no reside únicamente en la experiencia de regresión en sí, sino en la integración efectiva de sus aprendizajes y sanaciones en la vida presente del individuo. En este capítulo, exploraremos cómo los terapeutas pueden guiar a sus pacientes en este proceso vital de integración post-regresión.

1. Reflexión y diario de experiencias

Tras una sesión de regresión, es crucial ofrecer un espacio para que el paciente reflexione sobre su experiencia. Aquí, los terapeutas deben adoptar un rol de escucha activa, permitiendo que el paciente exprese libremente sus emociones y pensamientos. Fomentar la escritura de un diario de experiencias es una práctica beneficiosa. En mis años de experiencia, he observado cómo este ejercicio facilita el procesamiento de emociones complejas y el descubrimiento de *insights* profundos que, de otra manera, podrían haber permanecido ocultos.

2. Identificación de patrones y lecciones

Una parte integral de la integración es la identificación de patrones y lecciones. En uno de mis casos más memorables, un paciente descubrió un patrón de autosabotaje que se remontaba a varias vidas pasadas, lo que le permitió adoptar un enfoque más compasivo hacia sí mismo en su vida actual.

3. Técnicas de anclaje y meditación

El uso de técnicas de anclaje es fundamental para ayudar a los pacientes a llevar las lecciones y sanaciones de la regresión a su vida cotidiana. Esto puede incluir prácticas de meditación, visualización y afirmaciones. Estas técnicas permiten que los pacientes accedan a estados de consciencia donde pueden integrar de manera efectiva los aprendizajes de sus regresiones. Durante una meditación guiada, por ejemplo, los pacientes pueden visualizarse a sí mismos incorporando sus nuevas comprensiones en situaciones de la vida diaria.

4. Terapia de integración continua

La integración es un proceso continuo y a menudo requiere varias sesiones. En estas sesiones posteriores, el terapeuta debe enfocarse en cómo los *insights* obtenidos en la regresión están siendo aplicados en la vida del paciente. Es vital establecer metas claras y revisar regularmente el progreso. Algunos pacientes pueden experimentar resistencias o desafíos al tratar de implementar estos cambios; aquí, el terapeuta debe actuar como un facilitador compasivo y paciente.

5. Uso de técnicas holísticas complementarias

Como terapeutas holísticos, entendemos que la integración no solo ocurre a nivel mental o espiritual, sino también a nivel físico y emocional. Por ello, es beneficioso incorporar técnicas complementarias como la acupuntura, la aromaterapia, o incluso la terapia artística. Estas prácticas pueden ayudar a alinear el cuerpo físico con los cambios emocionales y espirituales que están ocurriendo.

En conclusión, la integración de la regresión a vidas pasadas es un proceso multifacético que requiere un enfoque holístico y compasivo. Como terapeutas, nuestro objetivo es guiar a nuestros pacientes no solo a través de la experiencia de regresión, sino también a través de la integración de sus aprendizajes y sanaciones en su vida presente.

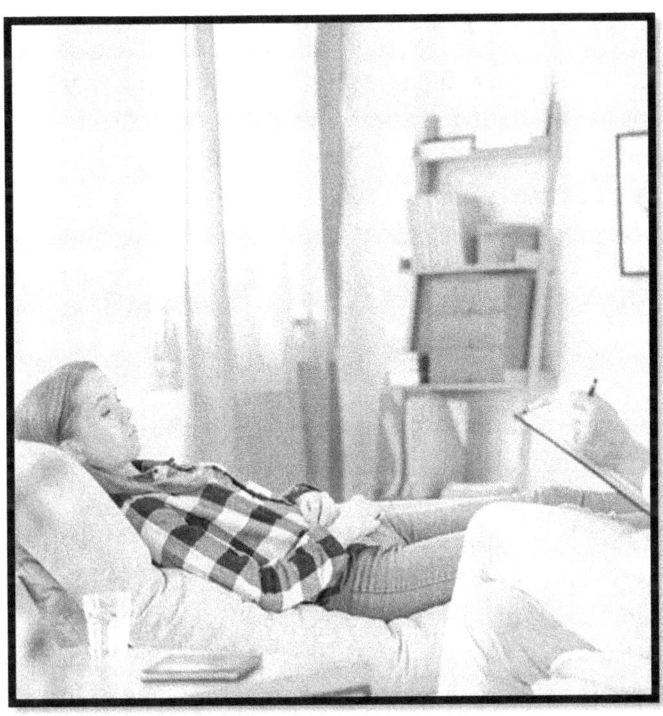

Capítulo 35.

La evaluación de la regresión

En el apasionante viaje hacia la comprensión y la práctica de la Terapia de Vidas Pasadas (TVP), nos encontramos ante una etapa crucial: la evaluación de la regresión. Como experta en este campo y en la formación de terapeutas holísticos, deseo compartir con vosotros en este capítulo, no solo los métodos y herramientas para evaluar la calidad y efectividad de una regresión, sino también algunas anécdotas personales que ilustran la profundidad y complejidad de este proceso.

Introducción a la evaluación de la regresión

La evaluación en la TVP no es un proceso lineal ni rígido; es, en cambio, un flujo orgánico que se entrelaza con la sensibilidad y la intuición del terapeuta. Como terapeutas holísticos, reconocemos el aspecto espiritual del ser humano como una dimensión esencial en nuestra práctica. Por lo tanto, al evaluar una regresión, debemos considerar no solo los resultados aparentes, sino también el impacto en el bienestar integral del individuo.

Criterios de evaluación

La evaluación de una regresión a vidas pasadas puede centrarse en varios criterios:

a. Coherencia narrativa: ¿La historia que emerge tiene un hilo conductor lógico y coherente? En mi experiencia, he encontrado que las regresiones más significativas son aquellas donde el paciente logra articular una narrativa con principio, desarrollo y conclusión, aunque esta no siempre corresponda a una lógica histórica o cronológica.

b. Resonancia emocional: ¿El paciente experimenta una conexión emocional profunda con las experiencias revividas? Una regresión efectiva suele acompañarse de una liberación o transformación emocional. Recuerdo a un paciente que, al revivir una vida pasada, liberó un miedo profundo que había afectado su vida actual de manera misteriosa y persistente.

c. Síntomas y cambios conductuales: ¿Se observan cambios positivos en los síntomas o conductas del paciente? La mejor evidencia de una regresión exitosa es la mejora en la calidad de vida del paciente. Un caso notable fue el de una paciente que superó su fobia a los espacios cerrados después de entender su origen en una vida pasada.

Indicadores de efectividad
Los indicadores de efectividad en la TVP pueden ser tanto cuantitativos como cualitativos. Entre ellos se incluyen:

a. Reducción de síntomas: Medir el cambio en la intensidad y frecuencia de síntomas específicos antes y después de la regresión.

b. Mejora en el bienestar general: Valorar cambios en la percepción del bienestar y la satisfacción con la vida del paciente.

c. Insight y autoconocimiento: Evaluar el grado de comprensión e insights que el paciente adquiere sobre su vida actual a través de la regresión.

Herramientas de evaluación
Existen diversas herramientas que podemos emplear para evaluar una regresión:

a. Diarios de pacientes: Animar a los pacientes a llevar un diario de sus experiencias y reflexiones post-regresión es una práctica invaluable. Esto no solo proporciona datos para la evaluación, sino que también fomenta un proceso de autoexploración y reflexión.

b. Escalas de valoración: Utilizar escalas de valoración estandarizadas para medir cambios en síntomas específicos o en el bienestar general.

c. Entrevistas de seguimiento: Realizar entrevistas periódicas con el paciente para discutir los cambios percibidos y su progreso.

La evaluación en la Terapia de Vidas Pasadas es tanto un arte como una ciencia. Requiere de un terapeuta holístico que no solo domine las técnicas, sino que también se conecte profundamente con el aspecto espiritual del ser humano. Al aplicar criterios claros, utilizar herramientas efectivas y permanecer abiertos a las sorpresas y aprendizajes que cada regresión trae consigo, podemos guiar a nuestros pacientes hacia una mayor comprensión de sí mismos y una vida más plena y saludable. Recordemos siempre que cada regresión es una puerta a la comprensión del alma humana, un viaje que es tanto personal como profundamente universal.

Capítulo 36.

La documentación de la regresión

La regresión es una técnica terapéutica que consiste en acceder a los recuerdos del alma, es decir, a las experiencias vividas en otras vidas pasadas o en esta vida actual. Sin embargo, la regresión no es una técnica cualquiera y requiere de una serie de cuidados y precauciones para garantizar su eficacia y seguridad. Uno de los aspectos más importantes es la documentación de la regresión, es decir, el registro escrito y detallado de todo lo que ocurre durante la sesión.

¿Por qué es necesario documentar la regresión? ¿Qué datos se deben incluir? ¿Cómo se debe elaborar y conservar el informe? Estas son algunas de las preguntas que vamos a responder en este capítulo.

Documentar la regresión tiene varios beneficios:

- Permite evaluar el proceso y los resultados de la sesión, tanto desde el punto de vista del terapeuta como del paciente.
- Facilita el seguimiento y la continuidad del tratamiento, al tener un material claro y preciso sobre lo trabajado.
- Contribuye al desarrollo profesional del terapeuta, al permitirle reflexionar sobre su práctica y mejorar sus habilidades.

¿Qué datos se deben incluir en la documentación?

La documentación debe contener toda la información relevante sobre la sesión, tanto durante como después del mismo. Algunos datos básicos son:

- Datos personales: nombre completo del paciente, fecha y hora de inicio y fin de la sesión, lugar donde se realiza (si fuera diferente al habitual), nombre del terapeuta (si fuera diferente al habitual), etc.

- Datos generales: motivo por el que se solicita o se realiza la sesión (por ejemplo: curiosidad personal, búsqueda de sentido, resolución de conflictos familiares o laborales), expectativas previas del paciente (qué espera obtener o aprender), consentimiento informado (el paciente debe firmar un documento donde autoriza al terapeuta a realizar la sesión), etc.

- Datos específicos: descripción detallada del método utilizado para realizar la sesión (por ejemplo: tipo de hipnosis, relajación profunda, visualización guiada, etc.), descripción detallada del proceso realizado durante la sesión (por ejemplo: cómo se establece el *rapport* con el paciente, cómo se le guía hacia las vidas pasadas más relevantes para su caso, cómo se le ayuda a recordar las experiencias vividas en cada vida pasada, cómo se le ayuda a integrar las lecciones aprendidas en cada vida pasada con su vida actual), descripción detallada del resultado obtenido tras la sesión (por ejemplo: qué cambios ha experimentado el paciente en su estado emocional o físico después de recordar sus vidas pasadas), etc.

- Datos complementarios: cualquier otro dato que pueda ser útil para comprender mejor el caso o para mejorar el tratamiento (por ejemplo: información sobre las características personales del paciente (edad, sexo, personalidad), información sobre las características sociales o culturales del paciente (religión, educación), información sobre las características históricas o geográficas relacionadas con las vidas pasadas recordadas por el paciente (por ejemplo: época histórica, lugar geográfico), etc.).

¿Cómo se debe elaborar y conservar el informe?

El informe debe ser elaborado por el terapeuta durante o inmediatamente después de cada sesión. Debe ser claro, preciso y objetivo. Debe reflejar fielmente lo ocurrido durante la sesión sin omitir ni distorsionar ningún dato. Debe incluir todos los datos mencionados anteriormente siguiendo un orden lógico y coherente.

El informe debe ser conservado por el terapeuta durante un periodo mínimo igual al tiempo que dure su formación profesional. Esto es así por varias razones:

- **Por respeto a la confidencialidad del paciente**, el terapeuta debe guardar el informe en un lugar seguro y protegido, donde nadie más pueda acceder a él sin su consentimiento.

- **Por responsabilidad profesional,** el terapeuta debe tener a su disposición el informe en caso de que el paciente solicite una copia o una revisión de la sesión, o en caso de que el terapeuta necesite consultar el informe para resolver alguna duda o conflicto.

- **Por interés académico,** el terapeuta debe conservar el informe para poder utilizarlo como material de estudio o investigación, siempre con el permiso del paciente y respetando las normas éticas y legales.

El informe debe ser entregado al paciente al finalizar el tratamiento, o cuando el paciente lo solicite. El paciente tiene derecho a recibir una copia del informe, así como a revisar su contenido y a hacer las observaciones o correcciones que considere oportunas. El paciente también tiene derecho a decidir qué hacer con el informe, si guardarlo, compartirlo o destruirlo.

El informe debe ser redactado con un lenguaje sencillo y comprensible, evitando los tecnicismos o las jergas innecesarias. El informe debe ser honesto y respetuoso, sin emitir juicios de valor, ni opiniones personales sobre el paciente o sus vidas pasadas. El informe debe ser constructivo y positivo, enfatizando los aspectos que favorecen el crecimiento y la sanación del paciente.

Capítulo 37.

La supervisión del terapeuta

La terapia de regresión a vidas pasadas es una técnica que puede ayudar a muchas personas a resolver sus problemas emocionales, físicos. Sin embargo, esta técnica también implica ciertos riesgos y desafíos, tanto para el terapeuta como para el paciente. Por eso, es fundamental que el terapeuta de regresión a vidas pasadas cuente con una adecuada supervisión profesional.

¿Qué es la supervisión y por qué es necesaria?

La supervisión es un proceso en el que un profesional experto en un determinado campo (en este caso, la terapia) acompaña, orienta y apoya al otro profesional (en este caso, el terapeuta) en su desarrollo profesional y personal. La supervisión tiene como objetivo mejorar la calidad del trabajo del terapeuta, prevenir o resolver posibles dificultades o conflictos que puedan surgir en su práctica, fomentar su autoconocimiento y crecimiento personal, y garantizar el respeto ético y legal de los principios y normas que rigen su profesión.

La supervisión no es lo mismo que la consulta o el asesoramiento. La consulta es una conversación informal entre dos profesionales sobre algún aspecto específico de su trabajo o situación personal. El asesoramiento es una orientación más formal entre dos profesionales sobre algún aspecto general o estratégico de su trabajo o situación profesional. La supervisión es un proceso más estructurado, sistemático e interdisciplinario entre dos profesionales sobre todo aspecto relevante de su trabajo o situación profesional.

¿Qué beneficios tiene la supervisión para el terapeuta?

La supervisión tiene múltiples beneficios para el terapeuta de regresión a vidas pasadas, pues permite al terapeuta:

- Actualizar sus conocimientos teóricos y prácticos sobre la técnica de regresión a vidas pasadas, así como sobre otras áreas relacionadas con su campo profesional.
- Reflexionar sobre su propia experiencia como paciente y como guía en las sesiones de regresión a vidas pasadas, identificando sus fortalezas y debilidades como profesional.
- Recibir *feedback* constructivo sobre su desempeño como profesional, tanto por parte del supervisor como por parte del paciente.
- Resolver dudas o inquietudes que pueda tener sobre algún aspecto técnico o ético de la técnica de regresión a vidas pasadas.
- Desarrollar habilidades comunicativas, empáticas e investigativas para mejorar la calidad de las sesiones de regresión a vidas pasadas.
- Gestionar mejor sus emociones propias y las del paciente durante las sesiones de regresión a vidas pasadas.
- Prevenir o manejar posibles situaciones difíciles o conflictivas que puedan surgir durante las sesiones de regresión a vidas pasadas.
- Establecer límites claros entre su rol profesional y personal cuando trabaja con pacientes.
- Mantener una actitud crítica e independiente frente a las influencias externas que puedan afectar su trabajo como profesional.

¿Qué requisitos debe cumplir un buen supervisor?

Un buen supervisor debe cumplir con una serie de requisitos profesionales para poder ejercer adecuadamente su función. Necesita tener:

- Una formación académica sólida en psicología u otra disciplina afín al campo profesional del supervisado.
- Una experiencia clínica suficiente en el ámbito transpersonal u holístico para poder comprender mejor los fenómenos psíquicos involucrados en la técnica de regresión a vidas pasadas.
- Una actitud ética responsable hacia el terapeuta y el paciente, respetando sus derechos, su confidencialidad y su autonomía.
- Una actitud abierta y flexible hacia las diferentes perspectivas y enfoques que puedan existir sobre la técnica de regresión a vidas pasadas.
- Una actitud empática y comprensiva hacia el terapeuta y el paciente, facilitando un clima de confianza y colaboración mutua.
- Una actitud crítica y reflexiva sobre su propio trabajo como supervisor, buscando mejorar continuamente su competencia profesional.

¿Qué modalidades de supervisión existen?

Existen diferentes modalidades de supervisión que pueden adaptarse a las necesidades y preferencias de cada terapeuta. Algunas de estas modalidades son las siguientes:

- Supervisión individual: Es la modalidad más común y consiste en un encuentro periódico entre el supervisor y el terapeuta, en el que se revisan los casos o situaciones que el terapeuta considere relevantes para su trabajo. La supervisión individual permite un mayor grado de personalización, profundización y confidencialidad, pero también requiere un mayor compromiso y disponibilidad por parte del terapeuta y el supervisor.

- Supervisión grupal: Es la modalidad en la que participan varios terapeutas y un supervisor, en la que se comparten y discuten los casos o situaciones que los terapeutas consideren relevantes para su trabajo. La supervisión grupal permite un mayor grado de intercambio, aprendizaje y apoyo entre los terapeutas, pero también requiere un mayor grado de respeto, tolerancia y coordinación entre los participantes.

- Supervisión en línea: Es la modalidad en la que se utiliza algún medio tecnológico (como teléfono, correo electrónico, chat, videoconferencia, etc.) para realizar la supervisión a distancia. La supervisión en línea permite un mayor grado de flexibilidad, accesibilidad y ahorro de tiempo y recursos, pero también requiere un mayor grado de confianza, seguridad y calidad de la comunicación entre el terapeuta y el supervisor.

La supervisión es un proceso fundamental para el desarrollo profesional y personal del terapeuta de regresión a vidas pasadas, ya que le permite mejorar la calidad de su trabajo, prevenir o resolver posibles dificultades que puedan surgir en su práctica, fomentar su autoconocimiento, y garantizar el respeto ético y legal de los principios y normas que rigen su profesión. . De esta manera, el terapeuta podrá ofrecer un servicio de excelencia a sus pacientes, ayudándoles a sanar sus heridas del alma y a descubrir su propósito de vida.

Capítulo 38.

Hipnosis regresiva de profundización en la exploración de una vida anterior

Bienvenido a esta sesión de hipnosis, en la que vas a profundizar en la exploración de una de tus vidas anteriores. Esta es una experiencia intensa y reveladora, que te permitirá conocer más sobre tu pasado, y sobre cómo influye en tu presente. Te invito a que te pongas cómodo, en un lugar tranquilo y sin distracciones. Puedes sentarte o tumbarte, como prefieras. Lo importante es que estés relajado y receptivo.

Vamos a comenzar con una respiración profunda y consciente. Inspira por la nariz, llenando tus pulmones de aire, y exhala por la boca, soltando toda la tensión. Repite este ciclo de respiración unas cuantas veces, sintiendo cómo tu cuerpo se relaja cada vez más. Con cada inspiración, te llenas de energía positiva, y con cada exhalación, liberas todo lo que ya no te sirve.

Ahora, voy a contarte hacia atrás desde diez hasta uno, y con cada número que diga, vas a entrar en un estado de hipnosis más profundo y agradable. Cuando llegue a uno, estarás completamente hipnotizado y listo para iniciar tu viaje.

Diez... Siente cómo tu mente se calma, y cómo tu atención se centra en mi voz... Nueve... Siente cómo tu cuerpo se relaja, y cómo tus músculos se sueltan... Ocho... Siente cómo tu respiración se hace más lenta, y más profunda... Siete... Siente cómo tu corazón se abre, y cómo tu intuición se activa... Seis... Siente cómo tu alma se expande, y cómo tu consciencia se eleva... Cinco... Siente cómo tu ser se integra, y cómo tu esencia se manifiesta... Cuatro...

Siente cómo tu tiempo se dilata, y cómo tu espacio se transforma... Tres... Siente cómo tu realidad se modifica, y cómo tu percepción se amplía... Dos... Siente cómo tu destino se revela, y cómo tu propósito se ilumina... Uno...

Ya estás completamente hipnotizado. Ahora, voy a guiarte para que accedas a tu memoria akáshica, el registro de todas tus vidas pasadas, presentes y futuras. La memoria akáshica es como una biblioteca universal, que contiene la información de todo lo que ha sido, es y será. Para ello, vas a visualizar una puerta blanca frente a ti, que se abre al tocarla. Detrás de esa puerta, hay una escalera de caracol que desciende hacia abajo. Vas a bajar por esa escalera, sintiendo cómo te acercas cada vez más a tu memoria akáshica.

A medida que bajas, vas a ir diciendo mentalmente la siguiente frase: "Quiero ver una de mis vidas anteriores, la que más me convenga en este momento". Repite esta frase varias veces, mientras sigues bajando por la escalera. Esta frase es tu intención, y tu intención es lo que dirige tu experiencia. Al decir esta frase, estás pidiendo ver una de tus vidas anteriores, la que más te pueda ayudar a comprender tu situación actual, a resolver tus problemas, a sanar tus heridas, o a cumplir tus sueños.

Cuando llegues al final de la escalera, verás otra puerta blanca, que también se abre al tocarla. Detrás de esa puerta, hay una sala llena de libros, que contienen la información de todas tus vidas. Vas a entrar en esa sala, y vas a buscar el libro que corresponde a la vida anterior que quieres ver. No te preocupes por cómo encontrarlo, tu intuición te guiará. Simplemente, déjate llevar por tu sensación interna, y confía en tu sabiduría.

Cuando encuentres el libro, lo vas a tomar con tus manos, y vas a abrirlo por la página que te llame la atención. En esa página, verás una imagen de tu vida anterior, como si fuera una fotografía. Observa esa imagen con atención, y fíjate en los detalles. ¿Cómo es tu aspecto físico? ¿Qué ropa llevas? ¿Dónde estás? ¿Qué sientes? Esta imagen te muestra cómo eres en tu vida anterior, en un momento cualquiera de tu vida. Tal vez te reconozcas, o tal vez no. Tal vez te guste lo que ves, o tal vez no. Sea como sea, acepta lo que ves, sin juzgarlo. Es solo una imagen, y no define quién eres.

Ahora, vas a entrar en la imagen, como si fuera una puerta que te lleva a tu vida anterior. Al hacerlo, vas a sentir cómo te transportas a ese momento de tu vida anterior, y cómo lo vives desde adentro. Vas a ver todo con tus propios ojos, a escuchar todo con tus propios oídos, a sentir todo con tu propio cuerpo. Vas a experimentar todo lo que ocurre en ese momento de tu vida anterior, con movimiento y sonido. Vas a ser el protagonista de tu propia historia.

Observa todo lo que pasa a tu alrededor, y fíjate en los detalles. ¿Qué ves? ¿Qué oyes? ¿Qué hueles? ¿Qué tocas? ¿Qué saboreas? ¿Qué sientes? Esta escena te muestra cómo es tu vida anterior, en un momento cualquiera de tu vida. Tal vez te guste lo que vives, o tal vez no. Tal vez te enseñe algo, o tal vez no. Sea como sea, acepta lo que vives, sin juzgarlo. Es solo una escena, y no define lo que eres.

Ahora, vas a salir de la imagen, como si fuera una puerta que te devuelve a tu memoria akáshica. Al hacerlo, vas a sentir cómo te alejas de ese momento de tu vida anterior, y cómo lo observas desde fuera. Vas a ver todo con una perspectiva más amplia, a escuchar todo con una distancia más prudente, a sentir todo con una empatía más compasiva. Vas a analizar todo lo que ocurre en ese momento de tu vida anterior, con movimiento y sonido. Vas a ser el observador de tu propia historia.

Mira a tu alrededor y observa todo lo que sucede. Presta atención a los pequeños detalles que te rodean. ¿Qué cosas ves? ¿Qué sonidos escuchas? ¿Qué aromas percibes? ¿Qué texturas sientes? ¿Qué sabores pruebas? ¿Qué emociones experimentas? Esta escena es un reflejo de tu vida pasada, en un instante cualquiera de tu existencia. Quizás te agrade lo que vives, o quizás no. Quizás te aporte algo, o quizás no. Sea lo que sea, acéptalo sin criticarlo. Es solo una escena, y no determina lo que eres.

Ahora, vas a pasar la página, y verás otra imagen, que corresponde a un momento importante de tu vida anterior. Puede ser un acontecimiento feliz, triste, o simplemente significativo. Observa esa imagen con atención, y fíjate en los detalles. ¿Qué está pasando? ¿Quiénes están contigo? ¿Qué sientes? Esta imagen te muestra cómo es tu vida anterior, en un momento clave de tu vida. Tal vez sea un momento que te gustaría vivir, o tal vez no. Tal vez sea un momento que te enseña algo, o tal vez no. Sea como sea, acepta lo que ves, sin juzgarlo. Es solo una imagen, y no define lo que vives.

Ahora, vas a entrar en la imagen, como si fuera una puerta que te lleva a tu vida anterior. Al hacerlo, vas a sentir cómo te transportas a ese momento de tu vida anterior, y cómo lo vives desde adentro. Vas a ver todo con tus propios ojos, a escuchar todo con tus propios oídos, a sentir todo con tu propio cuerpo. Vas a experimentar todo lo que ocurre en ese momento de tu vida anterior, con movimiento y sonido. Vas a ser el protagonista de tu propia historia.

Presta atención a todo lo que ocurre a tu alrededor, observando los detalles minuciosamente. Reflexiona: ¿Qué estás viendo? ¿Qué sonidos percibes? ¿Qué aromas captas? ¿Qué estás tocando? ¿Qué sabores experimentas? ¿Qué emociones experimentas? Esta situación refleja un aspecto significativo de una vida pasada tuya, en un momento crucial. Quizás te agrade esta experiencia o quizás no. Puede que te brinde alguna enseñanza, o quizás no. De cualquier manera, es importante que aceptes estas vivencias tal como son, sin emitir juicios. Recuerda, es solo un fragmento de tu existencia y no determina tu esencia completa.

Ahora, vas a salir de la imagen, como si fuera una puerta que te devuelve a tu memoria akáshica. Al hacerlo, vas a sentir cómo te alejas de ese momento de tu vida anterior, y cómo lo observas desde fuera. Vas a ver todo con una perspectiva más amplia, a escuchar todo con una distancia más prudente, a sentir todo con una empatía más compasiva. Vas a analizar todo lo que ocurre en ese momento de tu vida anterior, con movimiento y sonido. Vas a ser el observador de tu propia historia.

Observa atentamente tu entorno y presta especial atención a los detalles. Reflexiona sobre lo que percibes: las imágenes, los sonidos, las emociones que emergen. Esta escena representa un aspecto significativo de tu vida anterior, un momento trascendental. Puede que lo que descubras sea de tu agrado o no, puede que te ofrezca enseñanzas o quizás no. Independientemente de lo que se revele, acógelo sin emitir juicios. Recuerda, es solo una faceta de tu experiencia de vida, no la define en su totalidad.

Ahora, vas a pasar la página, y verás otra imagen, que corresponde al final de tu vida anterior. Experimentarás todo, menos dolor. Observa esa imagen con atención, y fíjate en los detalles. ¿Cómo termina tu vida? ¿Qué has aprendido? ¿Qué sientes? Esta imagen te muestra cómo es tu vida anterior, en el momento de tu muerte. Tal vez sea un momento que te asusta, o tal vez no. Tal vez sea un momento que te libera, o tal vez no. Sea como sea, acepta lo que ves, sin juzgarlo. Es solo una imagen, y no define lo que eres.

Ahora, vas a entrar en la imagen, como si fuera una puerta que te lleva a tu vida anterior. Al hacerlo, vas a sentir cómo te transportas a ese momento de tu vida anterior, y cómo lo vives desde adentro. Vas a ver todo con tus propios ojos, a escuchar todo con tus propios oídos, a sentir todo con tu propio cuerpo. Vas a experimentar todo lo que ocurre en ese momento de tu vida anterior, con movimiento y sonido. Vas a ser el protagonista de tu propia historia.

Observa con atención todo lo que sucede a tu alrededor, presta especial atención a los detalles. ¿Qué percibes visualmente? ¿Qué sonidos llegan a tus oídos? ¿A qué aromas te expones? ¿Qué texturas puedes sentir al tocar? ¿Qué sabores experimentas en tu paladar? ¿Qué emociones afloran en ti? Esta escena representa tu vida pasada, en el momento de tu partida. Puede que te sientas satisfecho con lo vivido, o quizás no. Tal vez encuentres lecciones en ello, o quizás no. De cualquier manera, acoge tu experiencia sin emitir juicios. Es simplemente una instantánea de tu vida, no define tu identidad.

Ahora, vas a salir de la imagen, como si fuera una puerta que te devuelve a tu memoria akáshica. Al hacerlo, vas a sentir cómo te alejas de ese momento de tu vida anterior, y cómo lo observas desde fuera. Vas a ver todo con una perspectiva más amplia, a escuchar todo con una distancia más prudente, a sentir todo con una empatía más compasiva. Vas a analizar todo lo que ocurre en ese momento de tu vida anterior, con movimiento y sonido. Vas a ser el observador de tu propia historia.

Ahora, vas a cerrar el libro, y vas a devolverlo a su lugar. Vas a dar las gracias a tu memoria akáshica por mostrarte esta información, y vas a salir de la sala. Vas a subir por la escalera de caracol, sintiendo cómo te alejas de tu memoria akáshica, y cómo vuelves al presente.

Cuando llegues arriba, verás la puerta blanca por la que entraste, que se cierra al pasar. Vas a volver a tu cuerpo, y a sentir cómo recuperas la consciencia. Voy a contarte hacia adelante desde uno hasta cinco, y con cada número que diga, vas a despertar más y más, hasta estar completamente despierto y alerta. Cuando llegue a cinco, abrirás los ojos, y te sentirás muy bien.

Uno... Siente cómo tu cuerpo se mueve, y cómo tus sentidos se agudizan... Dos... Siente cómo tu mente se aclara, y cómo tus pensamientos se ordenan... Tres... Siente cómo tu corazón se llena, y cómo tus emociones se equilibran... Cuatro... Siente cómo tu alma se integra, y cómo tu esencia se manifiesta... Cinco...

Ya estás completamente despierto y alerta. Has terminado tu sesión de hipnosis, y has profundizado en la exploración de una de tus vidas anteriores.

Espero que hayas disfrutado de esta experiencia, y que te haya aportado algo positivo. Te invito a que reflexiones sobre lo que has visto, y que lo anotes en un diario, si quieres. También puedes repetir esta meditación guiada tantas veces como quieras, para ver otras vidas anteriores, o para profundizar en la que ya has visto.

(Para una versión grabada de esta regresión, acude al canal YouTube de Holos Arts Project, y busca: Hipnosis regresiva de profundización de exploración de una vida anterior.)

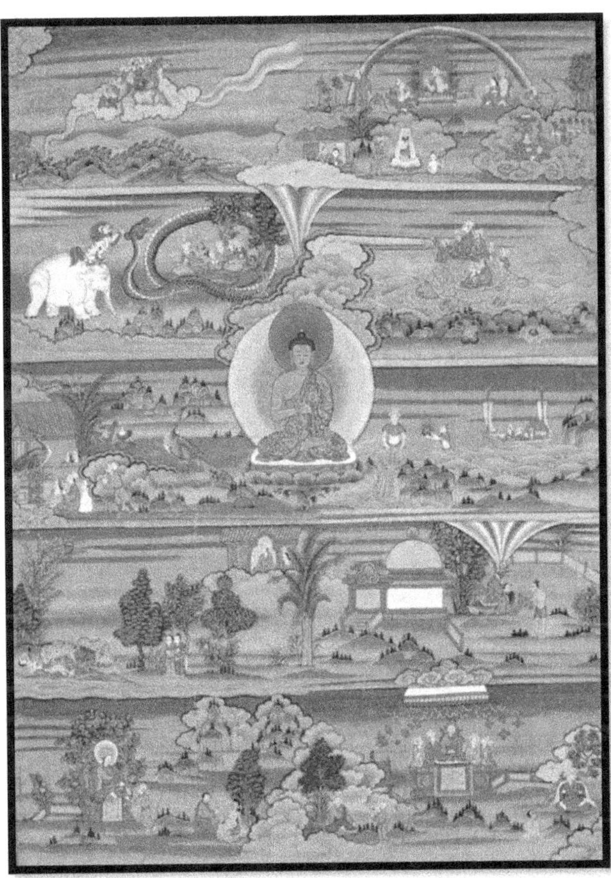

Capítulo 39.

Hipnosis: explorando una reencarnación futura

Bienvenido a esta sesión de hipnosis regresiva a una vida futura. Te voy a guiar en un viaje al futuro, donde podrás ver y sentir lo que te espera en una de tus posibles vidas. Es una experiencia segura y enriquecedora, que te ayudará a conocerte mejor y a tomar decisiones más acertadas en tu presente.

Para empezar, quiero que te pongas cómodo y que respires profundamente. Inspira por la nariz y exhala por la boca, lentamente y con calma. Cada vez que exhales, siente cómo te relajas más y más. Deja que tu cuerpo se hunda en el asiento o en la cama, y que tu mente se libere de cualquier pensamiento o preocupación. Solo estás tú y mi voz, que te acompaña y te protege.

Ahora, quiero que te imagines que estás en un lugar tranquilo y hermoso, donde te sientes seguro y feliz. Puede ser un lugar que conozcas o que inventes, lo importante es que sea un lugar que te guste y que te transmita paz. Mira a tu alrededor y observa los detalles de ese lugar. ¿Qué ves? ¿Qué oyes? ¿Qué hueles? ¿Qué sientes? Disfruta de ese lugar y de las sensaciones que te provoca.

En ese lugar, hay un túnel que te llama la atención. Es un túnel que te lleva al futuro, a una de tus vidas futuras. Sientes curiosidad por saber qué hay al final de ese túnel, y te acercas a él con confianza. Sabes que puedes entrar en él y salir cuando quieras, y que puedes volver a este lugar cuando quieras. Es tu elección.

Cuando estés listo, entra en el túnel y empieza a caminar. Al hacerlo, te das cuenta de que el túnel está iluminado por una luz suave y cálida, que te guía y te conforta. El túnel tiene una forma espiralada, que te hace sentir que estás ascendiendo y avanzando. El túnel tiene un sonido suave y armonioso, que te hace sentir que estás en sintonía y en equilibrio. El túnel tiene un aroma suave y agradable, que te hace sentir que estás en armonía y en bienestar. El túnel tiene una textura suave y lisa, que te hace sentir que estás en contacto y en fluidez.

Sigue caminando por el túnel, y siente cómo te vas acercando al futuro. Cada paso que das, te lleva más cerca de tu vida futura. Cada paso que das, te hace sentir más curioso y más emocionado. Cada paso que das, te hace sentir más preparado y más dispuesto.

Cuando llegues al final del túnel, verás una luz brillante y blanca, que te invita a salir. Es la luz del futuro, que te muestra una de tus vidas futuras. Sal del túnel y entra en esa luz. Al hacerlo, te encuentras con una escena de tu vida futura. Es una escena que tiene un significado especial para ti, que te muestra algo que quieres saber o aprender. Mira a tu alrededor y observa los detalles de esa escena. ¿Qué ves? ¿Qué oyes? ¿Qué hueles? ¿Qué sientes? ¿Qué estás haciendo? ¿Con quién estás? ¿Qué te dicen? ¿Qué les dices? ¿Qué te pasa?

Déjate llevar por la escena y vive la experiencia como si fuera real. No juzgues ni analices lo que ves o sientes, solo obsérvalo y acéptalo. Es tu vida futura, y tiene un mensaje para ti. Escucha ese mensaje y aprende de él. Puede ser una respuesta, una advertencia, una inspiración, una motivación, una lección, un consejo, un regalo...

Mientras vives la escena, quiero que te hagas algunas preguntas, y que busques las respuestas en tu interior. Pregúntate:

- ¿Qué me gusta de esta vida futura?
- ¿Qué me sorprende de esta vida futura?

- ¿Qué me desafía de esta vida futura?
- ¿Qué me enseña esta vida futura?
- ¿Qué me aporta esta vida futura?

Tómate tu tiempo para responder a estas preguntas, y para profundizar en lo que sientes y piensas. Recuerda que estás en un espacio seguro y protegido, donde puedes explorar y experimentar sin miedo ni límite.

Cuando sientas que has vivido lo suficiente esa escena, quiero que le des las gracias y que te despidas de ella. Sabes que puedes volver a visitarla cuando quieras, y que puedes explorar otras escenas de tu vida futura si lo deseas. Solo tienes que volver al túnel y caminar en sentido contrario.

Ahora, quiero que vuelvas al túnel y que empieces a caminar de regreso. Siente cómo te alejas del futuro y te acercas al presente. Cada paso que das, te lleva más cerca de tu realidad. Cada paso que das, te hace sentir más consciente y más integrado. Cada paso que das, te hace sentir más agradecido y más sabio.

Cuando llegues al principio del túnel, verás la luz del lugar tranquilo y hermoso donde empezaste. Sal del túnel y entra en ese lugar. Siente cómo te relajas y cómo integras lo que has visto y sentido. Reflexiona sobre lo que has aprendido y sobre cómo puedes aplicarlo a tu vida presente. ¿Qué cambios quieres hacer? ¿Qué objetivos quieres alcanzar? ¿Qué actitudes quieres adoptar? ¿Qué personas quieres tener cerca? ¿Qué sueños quieres cumplir?

Cuando estés listo, quiero que respires profundamente y que abras los ojos. Has vuelto a tu realidad, pero con una nueva visión y una nueva energía. Te sientes bien, te sientes feliz, te sientes libre. Has hecho un viaje al futuro, y has traído contigo un tesoro. Un tesoro que solo tú conoces, y que solo tú puedes usar. Felicidades por tu viaje.

(Para una versión grabada de esta regresión, acude al canal YouTube de Holos Arts Project, y busca: Hipnosis explorando una reencarnación futura.)

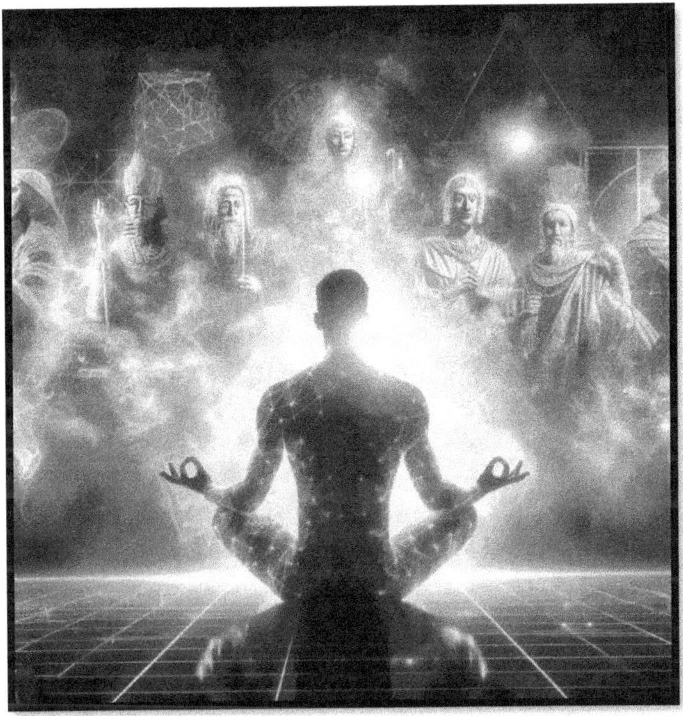

Capítulo 40.

Hipnosis:
Explorando el periodo entre vidas

Bienvenido a esta sesión de hipnosis, en la que vamos a viajar al espacio entre vidas, ese lugar donde nuestra alma descansa y se prepara para una nueva encarnación.

Te invito a que te pongas cómodo, en una posición que te permita relajarte y respirar profundamente. Cierra los ojos y presta atención a tu respiración, sintiendo cómo el aire entra y sale de tu cuerpo, llevándose consigo cualquier tensión o preocupación. Cada vez que exhales, te sientes más tranquilo, más relajado, más receptivo.

Ahora, voy a contar hacia atrás desde diez hasta uno, y con cada número que diga, te vas a sentir en un estado de hipnosis cada vez más profundo, más conectado con tu ser interior, más abierto a la experiencia que vamos a vivir.

Diez... nueve... ocho... siete... seis... cinco... cuatro... tres... dos... uno...

Ya estás en un estado profundo de hipnosis, en el que tu mente consciente se aparta y deja paso a tu mente subconsciente, esa parte de ti que guarda toda la información de tu alma, de tus vidas pasadas y de tu espacio entre vidas.

Ahora, quiero que te imagines que estás en un lugar seguro y hermoso, un lugar que te hace sentir bien, que te llena de paz y de amor. Puede ser un lugar que conozcas o que inventes, lo importante es que sea tu lugar especial, tu santuario. Mira a tu alrededor y observa los detalles de ese lugar, los colores, las formas, los sonidos, los aromas... Siente cómo ese lugar te acoge y te protege, cómo te envuelve en una luz cálida y suave, que te llena de energía y de armonía.

Respira esa luz y deja que fluya por todo tu cuerpo, desde la cabeza hasta los pies, relajando cada músculo, cada órgano, cada célula. Siente cómo esa luz te limpia y te purifica, cómo te libera de cualquier bloqueo, de cualquier carga, de cualquier dolor. Siente cómo esa luz te conecta con tu esencia, con tu alma, con tu sabiduría.

Desde ese lugar de paz y de amor, vas a iniciar un viaje al espacio entre vidas, ese lugar donde tu alma se encuentra con otras almas, con tus guías espirituales, con la fuente de toda la creación. Para ello, vas a usar un portal, una puerta, un pasaje, que te va a llevar a ese espacio. Puede ser un portal que veas en tu lugar especial, o que aparezca cuando lo desees. El portal puede tener la forma, el tamaño y el color que quieras, lo importante es que sea tu portal, tu acceso al espacio entre vidas.

Cuando estés listo, acércate al portal y entra en él, de la manera que prefieras. Siente cómo el portal te transporta a otro nivel de consciencia, a otra dimensión de existencia, a otro plano de realidad. Siente cómo el portal te lleva al espacio entre vidas.

Ya has llegado al espacio entre vidas, ese lugar donde tu alma se siente en casa, donde todo es posible, donde todo es amor.

Mira a tu alrededor y observa cómo es ese lugar, qué sensaciones te produce, qué percepciones tienes. Tal vez veas colores, formas, luces, sombras... Tal vez escuches sonidos, voces, música, silencio... Tal vez sientas emociones, sensaciones, vibraciones, energías... Tal vez no veas, ni escuches, ni sientas nada, solo una profunda paz y una profunda conexión. Sea lo que sea que experimentes, acéptalo y agradécelo, sabiendo que es lo que tu alma necesita en este momento.

En este espacio entre vidas, vas a tener la oportunidad de encontrarte con tu guía espiritual, ese ser de luz que te conoce desde siempre, que te asiste en tu camino, que te orienta en tu evolución. Tu guía espiritual puede tener el aspecto, el nombre y la voz que tú elijas, o puede que él o ella te los revele. Lo importante es que sientas su presencia, su amor, su sabiduría.

Tu guía espiritual está aquí para ayudarte, para responder a tus preguntas, para darte su consejo, para mostrarte lo que necesites ver. Puedes hablar con tu guía, o escucharlo, o sentirlo, o simplemente estar con él o ella. Puedes preguntarle sobre tu propósito, sobre tus lecciones, sobre tus relaciones, sobre tus desafíos, sobre tus dones. Puedes pedirle que te muestre tu libro de la vida, donde están registradas todas tus experiencias, o que te lleve al salón de los espejos, donde puedes ver tus diferentes aspectos, o que te conduzca al jardín de las almas, donde puedes encontrarte con otras almas afines. Puedes hacer lo que quieras, lo que sientas, lo que te nazca, sabiendo que tu guía espiritual te respeta, te apoya, te ama.

Vas a disponer de todo el tiempo que necesites para estar con tu guía espiritual, para aprender, para recordar, para sanar.

Cuando sientas que ha llegado el momento de volver, te despedirás de tu guía con amor y con gratitud.

Regresarás al portal que te trajo a este lugar, y lo atravesarás de nuevo, volviendo a tu lugar especial, a tu santuario. Allí, te sentirás lleno de luz, de paz, de amor, de sabiduría. Te sentirás renovado, transformado, elevado. Te sentirás feliz, pleno, completo.

Ahora, voy a contar desde uno hasta diez, y con cada número que diga, vas a salir del estado de hipnosis, y a volver al estado de vigilia, conservando todo lo que has vivido, todo lo que has aprendido, todo lo que has sentido.

Uno... dos... tres... cuatro... cinco... seis... siete... ocho... nueve... diez...

Ya estás despierto, alerta, consciente, en el aquí y el ahora. Abre los ojos y sonríe, sabiendo que has hecho un viaje maravilloso, que has explorado el periodo entre vidas, que has conectado con tu guía espiritual. Felicidades, lo has hecho muy bien.

(Para una versión grabada de esta regresión, acude al canal YouTube de Holos Arts Project, y busca: Hipnosis explorando el periodo entre vidas.)

Conclusiones

Para terminar este exhaustivo viaje a través de los múltiples y complejos aspectos de la terapia de regresión a vidas pasadas, es pertinente realizar una reflexión introspectiva y profunda, no solo acerca de las técnicas y teorías expuestas, sino también sobre la evolución personal y profesional que este camino implica para el terapeuta.

La regresión a vidas pasadas, más allá de ser una simple herramienta, es un portal hacia el autoconocimiento y la comprensión profunda del ser humano. Cada sesión de regresión es un lienzo único donde se entretejen historias, emociones y aprendizajes. Como terapeutas, somos tanto artistas como testigos de este proceso de transformación.

Es imperativo recalcar la importancia de la ética en nuestra práctica. Cada individuo que busca nuestra guía es un ser único con su historia y vulnerabilidades. La responsabilidad de manejar con cuidado y respeto estas historias no es solo una obligación profesional, sino también un compromiso moral.

Por otro lado, el campo de la regresión a vidas pasadas es dinámico y en constante evolución. Mantenerse actualizado no solo en las técnicas de regresión, sino también en los avances en psicología, neurociencia y terapias alternativas, es crucial para ofrecer un servicio de calidad. La formación continua es, por lo tanto, un pilar en la carrera de todo terapeuta.

La regresión a vidas pasadas no debe ser vista como una solución única, sino como parte de un abanico más amplio. Su integración con otras terapias alternativas y enfoques psicológicos puede enriquecer y potenciar los procesos de curación y autoexploración de nuestros pacientes.

Como terapeutas, nuestro rol trasciende el de simples facilitadores. Somos guías y compañeros en un viaje que a menudo puede ser tan revelador para nosotros como lo es para nuestros pacientes. Esta interacción dinámica es lo que enriquece nuestra práctica y nos permite crecer tanto personal como profesionalmente.

Mirando hacia el futuro, es emocionante considerar el potencial de la terapia de regresión a vidas pasadas. Con el avance en la investigación y una mayor apertura hacia enfoques holísticos en la salud mental, el campo de la regresión tiene el potencial de expandirse y enriquecerse aún más.

Este libro no pretende ser un punto final, sino un punto de partida. Cada capítulo, cada concepto, cada técnica descrita aquí es una invitación a la reflexión, al aprendizaje y, sobre todo, a la acción. Como terapeutas en regresión a vidas pasadas, estamos en una posición única para facilitar no solo la curación, sino también el despertar y la transformación profunda en aquellos que buscan nuestra ayuda. Recordemos siempre abordar nuestra práctica con humildad, curiosidad y un corazón abierto.

El presente libro está diseñado como el manual de un curso de certificación en toda la extensión de la palabra, y el curso está acreditado por "The International Guild of Complementary Therapists" (IGCT), de Londres Inglaterra. Por lo tanto, tienes derecho a un certificado de finalización. Dicho certificado puede ser personalizado con tu nombre completo, con la fecha en la que se expide, y lleva también el nombre de tu instructora (Dra. Isis Estrada), el logotipo de IGCT, y el Centro de Terapias Alternativas Sendero Místico, de la Ciudad de México, del cual soy directora general.

Para que te lo pueda enviar por correo electrónico, debes contactarme a holosartsproject@gmail.com

Te agradezco que hayas leído este libro, y que hayas confiado en mí para acompañarte en este viaje existencial. Espero que te haya gustado, que te haya servido, que te haya emocionado. Espero que te haya abierto la mente, el corazón y el alma. Espero que te haya hecho recordar quién eres, y por qué estás aquí.

Gracias por tu atención, tu interés, y tu tiempo. Gracias por tu presencia, tu luz, y tu amor. Gracias por ser tú, y por ser parte de este maravilloso plan divino.

Hasta la próxima.
Sinceramente,
Dra. Isis Estrada.

BIBLIOGRAFÍA

"Muchas vidas, muchos maestros"
Autor: Brian L. Weiss
Año: 1988
Descripción: Un clásico en la terapia de regresión, basado en la experiencia del Dr. Weiss con una paciente que accedió a recuerdos de vidas pasadas durante hipnosis.

"Usted ha estado aquí antes: Una psicóloga analiza las vidas pasadas"
Autor: Edith Fiore
Año: 1978
Descripción: Este libro explora las experiencias de vidas pasadas desde una perspectiva psicológica y clínica, con ejemplos de casos reales.

"Otras vidas, otros yo: Un psicoterapeuta junguiano descubre vidas pasadas"
Autor: Roger J. Woolger
Año: 1987
Descripción: Woolger combina conceptos junguianos con la regresión a vidas pasadas, explorando cómo los traumas del pasado pueden influir en la vida presente.

"Terapia de vidas pasadas"
Autores: Morris Netherton y Nancy Shiffrin
Año: 1978
Descripción: Uno de los primeros textos en estructurar la terapia de vidas pasadas como una herramienta terapéutica práctica.

"Vida entre vidas"
Autores: Joel L. Whitton y Joe Fisher

Año: 1986
Descripción: Este libro profundiza en el espacio entre vidas, combinando investigaciones sobre regresiones con exploraciones espirituales.

"La búsqueda de la niña de los ojos azules"
Autor: Jess Stearn
Año: 1968
Descripción: Un relato sobre casos de regresiones a vidas pasadas, basado en el trabajo del hipnoterapeuta Morey Bernstein.

"El mundo interior: La terapia de vidas pasadas como proceso de sanación"
Autor: William J. Baldwin
Año: 1987
Descripción: Este libro aborda la terapia de vidas pasadas como un proceso de sanación emocional y espiritual.

"Reencarnación: El misterio del fuego fénix"
Autores: Joseph Head y S. L. Cranston
Año: 1977
Descripción: Una antología exhaustiva de escritos e investigaciones sobre la reencarnación, explorando sus dimensiones espirituales e históricas.

"A través del tiempo hacia la sanación"
Autor: Brian L. Weiss
Año: 1988
Descripción: Este libro amplía los conceptos de "Muchas vidas, muchos maestros," presentando estudios de casos sobre cómo la terapia de vidas pasadas puede sanar problemas emocionales y físicos.

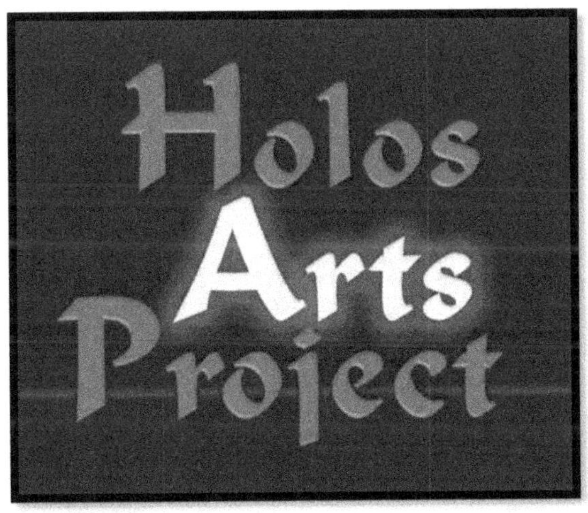

En Holos Arts Project estamos agradecidos por tu lectura del presente libro. Si el contenido te ha dejado satisfecho, puedes regalarnos una calificación en el sitio web de Amazon. Te invitamos a seguir en contacto con nosotros, a través de nuestra página de internet para que tengas conocimiento de las últimas novedades.

https://www.holosartsproject.com
https://centrodeterapiasalternativas.weebly.com/

Redes Sociales:

Facebook, perfil oficial: Holos Arts
Facebook, página oficial: Holos Arts Project
Instagram: HolosArts
Youtube: Holos Arts Project
Correo electrónico: holosartsproject@gmail.com

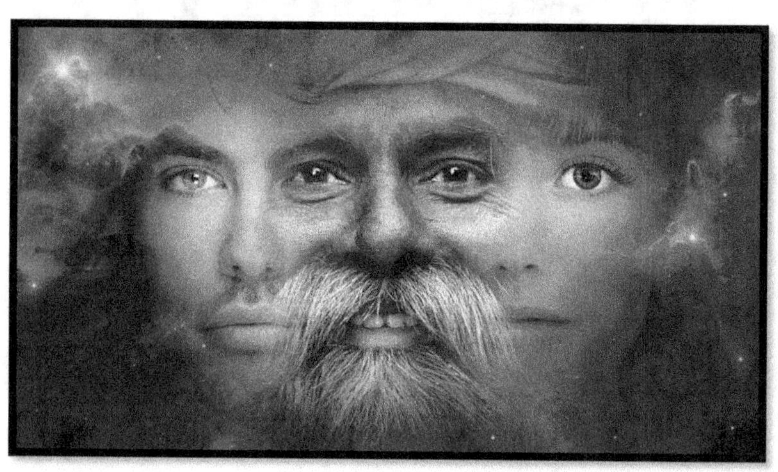

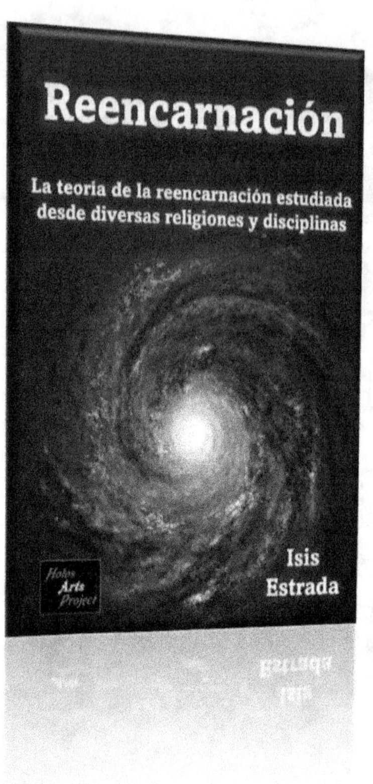

REENCARNACIÓN:
La teoría de la reencarnación estudiada
desde diversas religiones y disciplinas

A través de varios capítulos, el lector podrá conocer los orígenes, las interpretaciones y las implicaciones de la creencia en la reencarnación, para la aplicación en su propio bienestar mental, emocional y espiritual.

Adquiérelo en Amazon, en sus versiones impreso o digital
https://www.amazon.com/dp/B0CNWT6654

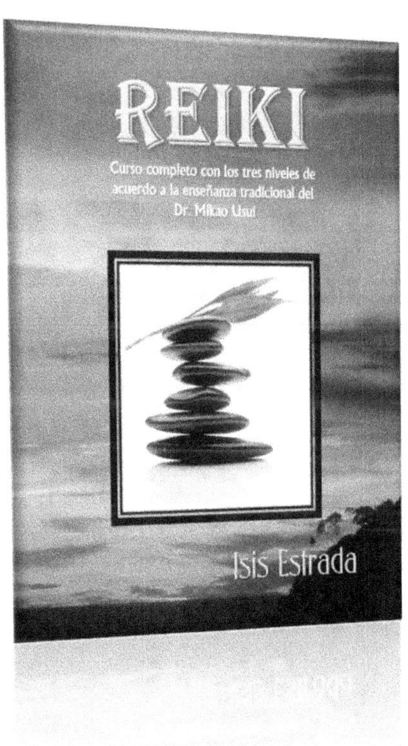

Reiki: Curso Completo con los tres niveles, de acuerdo a la enseñanza tradicional del Dr. Mikao Usui

Curso completo que sigue las enseñanzas tradicionales del Dr. Mikao Usui, descubridor de la utilización de la energía universal para la sanación. La psicóloga Isis Estrada, ha compilado el presente manual a manera de un curso completo, que incluye las sintonizaciones y el temario de toda la sabiduría Reiki, de los niveles principiante, practicante y maestro.

Adquiérelo en Amazon, en sus versiones impreso o digital

https://www.amazon.com/-/es/Isis-Estrada/dp/1980280843/

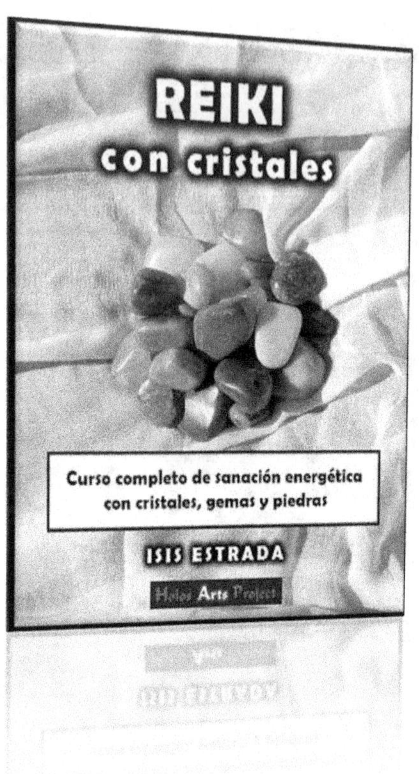

Reiki con Cristales: Curso completo de sanación energética con cristales, gemas y piedras.

Un libro que progresa desde los fundamentos, hasta las técnicas avanzadas en la aplicación de las propiedades de los cristales, en las sesiones de curación del Reiki. El libro incluye la sintonización, así como un diploma acreditativo de maestro de Reiki. Nota del editor: el libro impreso contiene más de 30 imágenes en blanco y negro, y diagramas explicativos; mientras que la versión Kindle lleva las imágenes a color.

https://www.amazon.com/-/es/Isis-Estrada/dp/B08FP9XK6S/

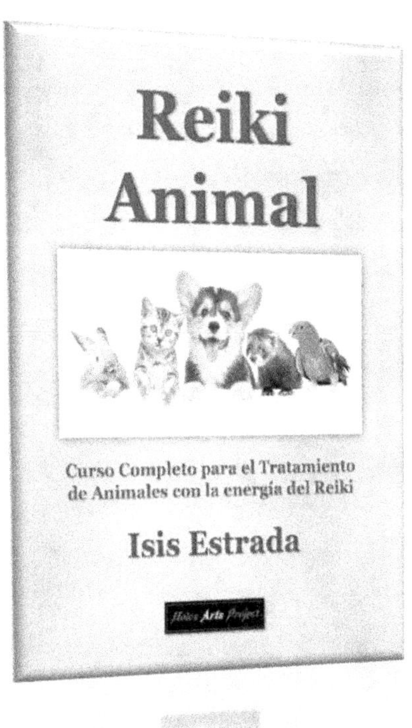

Reiki Animal: Curso completo para el tratamiento de animales con la energía del Reiki

Un libro dedicado a aprender la técnica para poder tener a nuestras mascotas sanas con la energía universal del Reiki. El libro incluye la sintonización, así como un diploma acreditativo de maestro de Reiki.

https://www.amazon.com/Reiki-Animal-Completo-Tratamiento-Animales-ebook/dp/B0C1BC1X2W

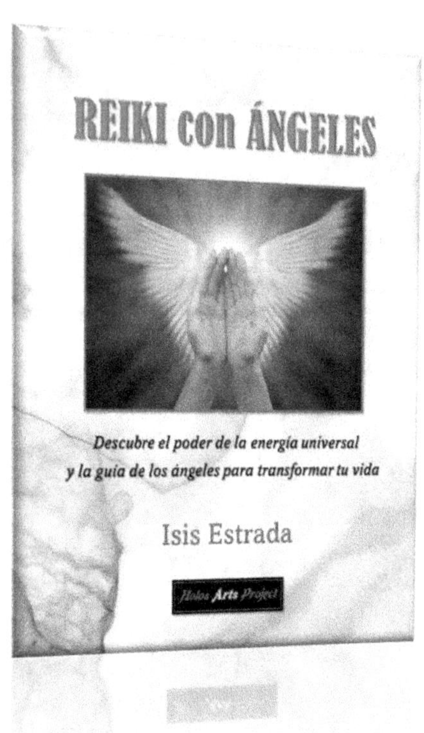

Reiki con Ángeles: Descubre el poder de la energía universal y la guía de los ángeles para transformar tu vida

En este fascinante libro, te embarcarás en un viaje hacia la sanación, la conexión espiritual y la elevación de tu ser a través de la combinación del Reiki y la guía amorosa de los ángeles El libro incluye la sintonización, así como un diploma acreditativo de maestro de Reiki.

https://www.amazon.com/Isis-Estrada-ebook/dp/B0CDY98FGK

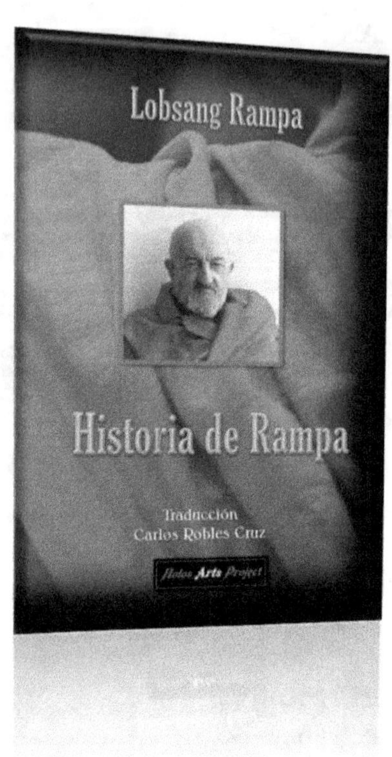

Historia de Rampa, de Lobsang Rampa

Historia de Rampa nos traslada por un recorrido emocionante de aventuras y enseñanzas en diversas épocas y lugares. Narrativa trascendente donde encontramos aspectos valiosos las enseñanzas tibetanas.

Adquiérelo en Amazon, en sus versiones impreso o digital

https://www.amazon.com/-/es/Lobsang-Rampa/dp/B08XFFPG87/

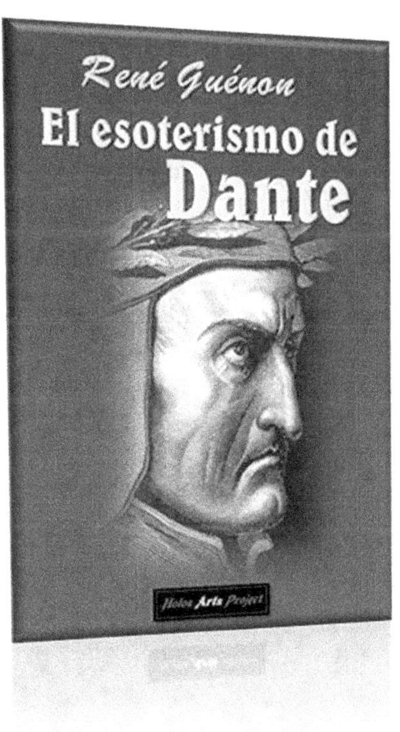

El esoterismo de Dante, de René Guenon

Nos advierte desde el inicio que la Divina Comedia puede ser interpretada en diferentes sentidos. Por un lado, tenemos el sentido puramente literario y poético; por otro, encontramos el sentido filosófico-teológico e inclusive el sentido político y social. Sin embargo, René Guénon se ocupa de su sentido iniciático y metafísico.

https://www.amazon.com/-/es/Ren%C3%A9-Gu%C3%A9non-ebook/dp/B0981P5XTV

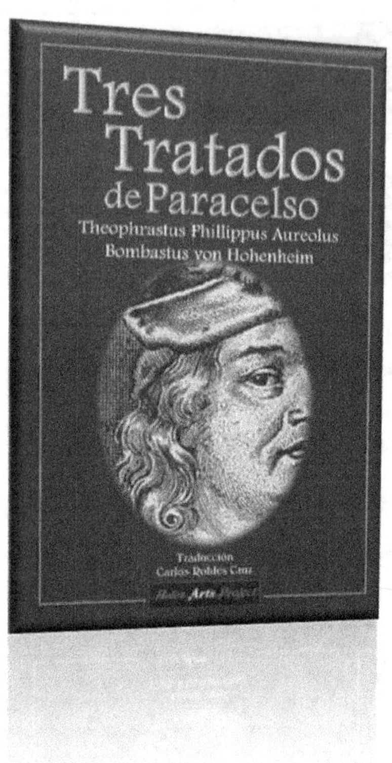

Tres Tratados de Paracelso

Theophrastus Phillippus Aureolus Bombastus von Hohenheim, conocido como Paracelso, nació el 10 de noviembre de 1943 en Einsiedeln, Suiza. Alquimista, médico y astrólogo siempre inquieto por la investigación y la práctica destacó por sus habilidades de científico. Contribuyó con información valiosa para la alquimia y aportó remedios y medicamentos para la cura de enfermedades colocándose así, como un médico moderno adelantado a sus contemporáneos.

De su extensa obra rescatamos: Tres Tratados, para ofrecerlos al lector ávido de conocimiento relacionado a la Alquimia y otros aspectos interesantes relacionados.

www.ingramcontent.com/pod-product-compliance
Lightning Source LLC
Chambersburg PA
CBHW050809260726
48660CB00004B/1328